给身体的情书

原协和医院
妇产科副主任医师
的行医笔记

FALL IN LOVE

WITH YOUR BODY

龚晓明

——著

天津出版传媒集团

天津科学技术出版社

图书在版编目（ＣＩＰ）数据

给身体的情书：原协和医院妇产科副主任医师的行
医笔记 / 龚晓明著. -- 天津：天津科学技术出版社，
2017.12
　　ISBN 978-7-5576-3928-0

　Ⅰ.①给… Ⅱ.①龚… Ⅲ.①妇产科病－防治 Ⅳ.
①R71

中国版本图书馆 CIP 数据核字 (2017) 第 233939 号

责任编辑：王连弟

天 津 出 版 传 媒 集 团
天津科学技术出版社　出版

出版人：蔡　颢
天津市西康路 35 号　　　邮　编：300051
电　　话 (022)23332399
网　　址：www.tjkjcbs.com.cn
新华书店经销
小森印刷（北京）有限公司印刷

开本 710×1000 1/16　印张 16　字数 304 000
2017 年 12 月第 1 版第 1 次印刷
定价 59.00 元

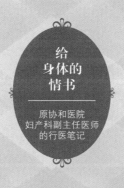

给
身体的
情书

原协和医院
妇产科副主任医师
的行医笔记

我与协和

　　在上中学的时候，我非常讨厌去医院，医院消毒水的味道让我厌恶，记忆中的针筒总是伴随着痛苦的记忆。但是高考之前，老爸和我说："你的性格不适合做别的，还是做医生吧，做医生，至少不用求着人家，无论社会怎么动荡，都有饭吃。"我觉得老爸的话说得有道理，于是放弃了做一个城市规划师的梦想，准备报考医学院。

　　上协和纯属一个意外，高三的时候，我的学习还算是不错，想找个医学院保送，于是写了一封自荐信。当时不知道哪个医学院好，就知道有一个中国医科大学，看到名字就想，这肯定是中国最好的医学院吧，所以就去了邮局。信封上都写好了"中国医科大学"的地址，到了邮局一查，查到北京有一个"中国协和医科大学"，心想协和医院也算是不错的地方，就在"中国"和"医科"之间加了"协和"两个字，就这样，这唯一的一封自荐信就投了出去。

　　没想到，过了不久，居然收到了来自中国协和医科大学（后来改称北京协和医学院）教务处老师的来信，说协和从来不招收保送生，但是今年我们协和是第一年开始在浙江招生，而且是八年制医学院，这要包括一年在河南信阳的军训，你愿意不愿意来？愿意来可以参加高考后报志愿时报我们。我心想，好吧，八年就八年吧，考试就考试吧。那个时候高考真的是千军万马过独木桥，我所在中学的大学的入学率仅仅有 10%，在高考成绩出来以后，我毅然把协和作为我的重点线第一志愿，然后第二志愿是浙江大学医学院，本科线填写的是南京邮电学院。

过了一个月，我很顺利地收到了协和的录取通知书，欣喜若狂。不过，等到去了河南，开始了军训一年的生活，遇到众多的同学的时候，才知道协和的历史，才知道协和在中国医学史上的沉淀，我却是无意中走入了中国医学的"黄埔军校"。

对医学的兴趣，也是在后来逐渐培养起来的，此话后谈。虽然因为整个社会的大环境、医疗体制等问题造成了医患关系的对立，伤医的事件屡有发生，但是仍然没有改变我对做医生的兴趣。

1990 年到 1998 年期间，我在北京协和医学院学习了 8 年，协和是本硕博连读的学制，也是当时在国内唯一一家 8 年制的医学院，进入了协和，我方知这是中国医学的殿堂，超过 60% 的中华医学会的学科的主任委员来自于北京协和医院。这家由洛克菲勒集团创建的医学院，让我有幸在这接触到了医学的大师、大殿。

1998 年从北京协和医学院毕业，当时也想着去到别的医院去找工作，最后还是留在了北京协和医院，这个培养了 8 年的学校的附属医院。本来我毕业科研的时候选择的是内科的导师，在实习的时候却纠结于内科对于病人的无助，本来对内科非常有兴趣，实习之后我失望了，最后选择了排名全国第一的妇产科。

之后一晃就是在北京协和医院妇产科工作了整整 15 年，感谢协和里面的大师，让我逐渐从一个无知的医学生成长为经验丰富的医生，我在 15 年的学习工作中，逐渐理解了做一个好医生的真谛，关爱病人，坚持把病人利益放在第一位考虑，成为我行医的准则，15 年的磨练，也让我在医疗技术方面达到了娴熟的程度，我在思考着如何进一步去改变医疗。2013 年我离开了北京协和医院，开始了我的改变医疗之旅，2015 年我成为中国妇产科领域第一个自由执业妇产科医生，我努力尝试探索一条让中国的老百姓就医不再痛苦的行医道路。

感恩我学习工作了 23 年的协和，是协和这个医学的殿堂成就了我今天，在未来我也将秉承协和精神，继续在医疗的道路上探索前行。

序

做一个快乐的、令人尊敬的医者

　　近些年医患关系的恶化，让很多医疗行业的人心寒，有离职的，有劝儿女不要从医的，这的确让人有些悲哀。在这个对医疗行业信心低落的年代，我想写一些正能量的文章，就算不一定能够改变多少人，但愿至少能让年轻的医学生、住院医师对这个行业的未来充满希望和信心。

　　曾经，我也像很多医生一样，对我的患者有些冷漠，有些家长作风，但是真正开始让我改变的是 2003 年的美国之行，那是我第一次离开国门，去地球的另一端学习。4 个月左右的时间不长，但是短暂的美国之行，却让我改变了对"医生"这个词的定义，之前我写过一篇文章—《我的老师 Fukushima》，讲到他如何影响了我，他的谦卑、耐心、服务精神彻底改变了我，让我认识到医疗就是一个服务行业，不管你面对的是富有或者贫穷，你都应该用你的专业精神为你的患者提供服务，Fukushima 老师成为我人生中让我懂得如何做医生的第一个重要导师。

　　2003 年回国之后，我努力改变自己，努力做一个为患者服务的好医生。付出的努力也得到了回报，那个时候虽然是一个住院医生，但是每次我主管的患者总是给予我"龚大夫是一个好医生"的好评，被夸奖后精神上的满足感促使我更有动力朝这个方向努力了。

同时，受郎景和院士的影响，我也拒绝收取患者的红包。谈到红包的问题时，他说，别看患者送你红包的时候表面上客客气气的，其实都是有求于你。你作为一个医生，要是收下了红包，患者背后也许就会说原来这个大夫也不怎么样；但是你若拒绝了红包，他会打心眼里认可你的医德。多次拒绝红包之后，让我备受患者的喜欢，我也获得了患者的尊重。

精神层面的被认可，其实是一件非常愉悦的事情，这也是我喜欢做医生的一个原因。试想，现在哪个行业，当了乙方还可以被甲方夸奖的？医疗行业可能算是其中之一。当你的服务为患者解除了痛苦，患者通常会回报以你赞许和夸奖，而不是大多数行业中甲方那种咄咄逼人的傲气。

做好医疗，除了要有服务精神，另外一点就是，一切不要以自己的利益为先，要以患者的利益作为首先的考虑点。2012年，我再次出国，去的是美国最好的医疗中心之一——克利夫兰诊所，这是一家私立的非营利性医疗机构，它能够成为美国数一数二的医疗中心，我一直在思考其中的原因。

通过和医院的医生交谈，我逐渐了解到了很多。克利夫兰有一个信条——"Patient First Always"，一切以患者为先。在考虑患者疾病的时候，他们要求医生不必考虑自己的工作量、自己的收入、自己的论文，只需要考虑患者的疾病，给患者提供一个最好的治疗方案，怎么样有利于患者就怎么来。医生的薪水和工作量脱钩，但是和患者的满意度挂钩，一切是以服务好患者为中心，当然医院也给了医生一个让他们满意的薪水。一切以患者为先，让这家医院在病患中间建立起了良好的口碑，也成为促使这家医院走向成功的基石。

同样的，我想我们做医生也应该这样，不管医院如何考核我们的工作量，如何考核我们的经济指标，面对患者的时候，我们需要考虑的首要因素就是患者的利益，要把患者的利益作为优先考虑的要点，不该用的药不用，不该做的手术不做。一切以患者为先，会让你获得患者的信任。手下的医生以前曾经问过我："我们都以患者为先，手术指征收紧了，我们的手术患者会不会减少，收入会不会减少？"我说："只要我们以患者为先了，我们的患者只会越来越多。口碑好的医生是从来不缺患者的，而且当你的患者觉得你把他们的利益作为优先考虑的时候，他会非常信任你，在当前的医疗环境下，对一个陌生医生的信任又是何等的重要？"

在多年坚持服务患者，以患者利益为先以后，我的临床工作幸福指数是高的。我拒绝红包，拒绝回扣，虽然收入上少些，但是获得了患者的宝贵的信任，也时不时地收到患者给我的贺卡和小礼品，这是发自患者内心的感谢，这是对医者的赞赏和尊敬，这样精神层面的满足，又有几个行业能拥有呢？

尽管社会上医患纠纷、矛盾不少，说实话我这些年遇到的真是不多。如果你服务好你的患者，和他们充分沟通，又把他们的利益优先考虑，即便遇到些不顺利的事情，大多数情况都是可以获得理解和支持的。当然，现在在医疗体系中，还是有很多让患者不爽的地方，在预约、等待、流程、沟通等方面，我们还需要本着以患者为先的服务精神，继续努力做得更多。

最后一个方面，做好患者服务，是要在临床实践的过程中努力提高医生自己的业务能力，以一种更好的方法为患者提供服务。业务能力，不仅仅体现在临床技能上，而且对于医疗新知识应及时更新。技能的掌握需要临床医生不停地摸索和实践，只要是患者可以获益的新技术，都应该努力去掌握，不以自己的习惯和方便为借口。

最近一段时间，我们在开展聚焦超声技术治疗子宫肌瘤和子宫肌腺症，对外科医生来说，这是一个放弃手术、用超声治疗的手段，但是因为创伤小、恢复快，没有疤痕，得到了患者的认可，那我认为就值得去开展，虽然新技术还有很多不完善的地方，但是为了我们的患者，值得我们努力去探索，微创、无创治疗这都是未来必然的发展方向。对于医学知识的更新，则更多需要医生提高学习新知识的能力，多读英文文献，多去接受继续教育，及时更新自己的知识，不要再用陈旧的技术来为我们的患者提供服务，这也是一个新时代医生的基本素质，使我们的患者也不至于因为你的知识不进步而受伤害。

行医 16 年，我坚持在走这条医疗路，收获了不少。这段时间我在开教学门诊，我就是希望可以培养出更多合格的医生，让更多的老百姓可以不再为医疗而痛苦。如果你是一个医者，不要被现阶段低迷的医患关系所困扰，只要你努力，只要你摆正一个服务患者的态度，就一定可以做一名快乐、幸福的医生。

2017 年 7 月 3 日

目录
Contents

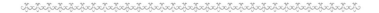

Part 1

月经：协和妇产名医眼中的月经问题

Part 2

怀孕：有些"常识"是错误的

目 录
Contents

二胎、避孕、不孕，孕产不苦恼

目录
Contents

Part 6

阴道、盆腔和子宫，不要被过度治疗

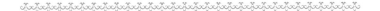

Part 7

卵巢、宫颈，有些症状完全可以自愈

后记

给
身体的
情书

原协和医院
妇产科副主任医师
的行医笔记

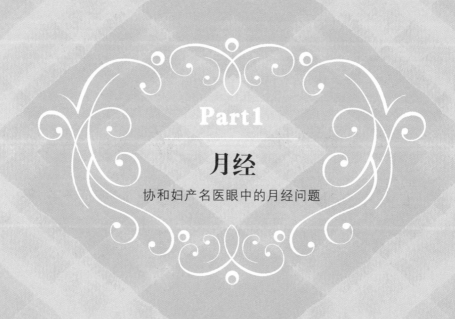

Part1

月经

协和妇产名医眼中的月经问题

你的月经正常吗？

来也愁，
不来更愁…

原本以为这是一件众所周知的事情，经历过一些事才知道，原来很多人还不知道什么是正常。现在就给大家科普一下这方面的常识。

正常的月经

🕐 间隔：21-35 天

▭▭ 周期：2~7 天

⚡ 痛经：不应有

▬ 血块：不应有

🧪 经量：10~80mL

月经间隔多久算正常？

通常情况下，月经时间间隔是 28 天，在 21~35 天之间范围也算是正常，超过了这个范围是异常的现象，需要寻找病因。青少年因为月经轴还没建立成熟，在 21~45 天之间也算是常见现象。

月经周期多长算正常？

通常情况下，月经周期在 3~5 天之间，但是 2~7 天也为正常，月经周期超过 7 天是常见的问题，通常提示着疾病，这个时候要了解子宫有无病变存在，或者卵巢是否有功能性的问题。

痛经算是正常现象吗？

正常情况下是不应该有疼痛存在的。若有痛经，可能提示着异常（具体请看后面的文章分析）。

有血块正常吗？

月经中出现血块，提示着月经量过多，需要排查下有无子宫器质性病变的存在。

月经量怎样算正常？

正常的月经量在 10~80mL 之间，月经过多和过少，都要根据具体情况进行具体分析（具体见本书相关文章）。

多少岁不来月经是异常？

第一次来月经称之为初潮，初潮年龄通常是在 12~13 岁之间，若是早于 9 岁或者晚于 15 岁来月经，或者乳房发育后 3 年没有月经，都是异常的情况，需要到医院做进一步的检查。

多少岁绝经是异常？

先解释下，绝经是指一年以上月经不来。中国人的平均绝经年龄是 49 周岁，通常情况下，在绝经前的 1~2 年就有可能会出现月经的不规律现象，这个时候也称之为围绝经期。40 岁之前绝经是异常的，40 岁之前若是绝经，称之为卵巢早衰。那么，多大年龄绝经是正常的呢？通常不超过 55 岁。绝经以后若是阴道出血，哪怕是一滴出血，也是身体出现异常的一个信号，需要警惕。

小贴士

月经轴：月经周期的调节主要通过下丘脑、垂体和卵巢的激素作用，称为下丘脑－垂体－卵巢轴，此轴又受中枢神经系统控制。

月经紊乱怎么办?

月经紊乱是妇科的一个常见问题,要了解为什么会出现月经紊乱,首先要从正常的月经周期来说起。

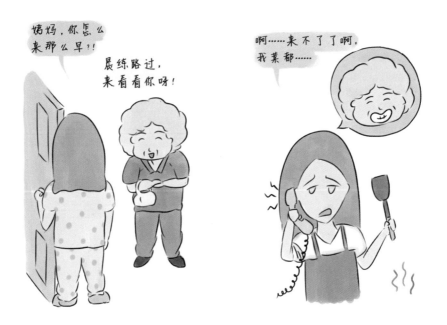

女性的月经是女性性成熟的一个标志。每个月,子宫都在为怀孕提前做着准备工作。子宫内膜有一个功能层,每个月在卵巢的雌激素的影响下开始生长;到了月经中期,功能层长到一定的厚度,为可能的受精卵在子宫上的种植做准备;

在此后月经的后半期，进入黄体期，卵巢分泌孕激素，支持可能的受精卵的发育，如果在此期间没有胚胎在子宫内种植，那么准备好的子宫内膜就开始脱落，形成月经。

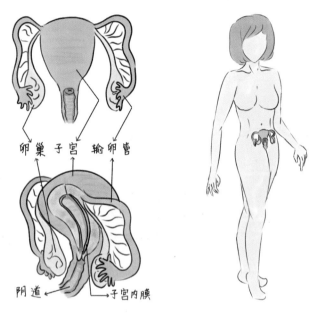

卵巢 子宫 输卵管

阴道　　　　　子宫内膜

如上所述，子宫内膜的周期性改变是受卵巢分泌的激素调节的，卵巢在排卵前，以分泌雌激素为主，雌激素支持着子宫内膜的生长；在排卵后，形成一个黄体，黄体分泌孕激素。孕激素在月经的后半期会升高身体的体温。

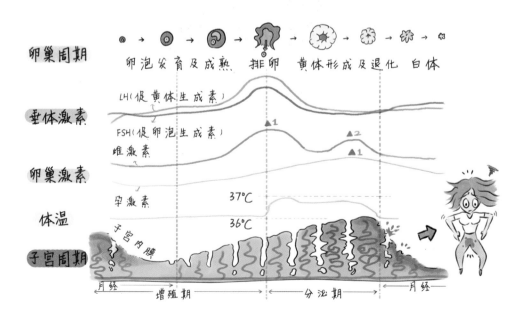

卵巢周期　卵泡发育及成熟　排卵　黄体形成及退化　白体

垂体激素　LH（促黄体生成素）

FSH（促卵泡生成素）

雌激素

卵巢激素

孕激素　　37℃

体温　　　36℃

子宫内膜

子宫周期

月经　　增殖期　　　　分泌期　　　月经

卵巢的激素的周期性改变则是受上一级的中枢性调控，这个"上级"是大脑里面的垂体，它周期性分泌 FSH（促卵泡生成素）和 LH（促黄体生成素）。同样，垂体是受上级来管理的，它的上级是下丘脑，下丘脑则是大脑中枢，思维、精神因素都有可能影响下丘脑。

了解了"下丘脑 – 垂体 – 卵巢 – 子宫内膜"这一个垂直的轴，就可以知道正常的月经是怎么来的，也就可以理解在月经紊乱的时候可能是发生了什么问题。

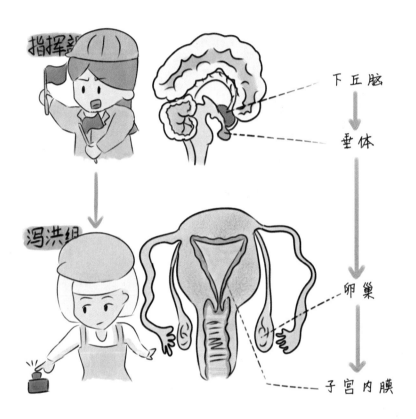

通常情况下，进入青春期后，需要一段时间来建立月经的规律性，这是正常现象，一般情况下初潮后 2~3 年即可建立其规律性。

怀孕之后，受精卵种植在子宫内膜上，开始的时候需要孕激素的支持，到了绒毛生长后，就由绒毛分泌的 HCG（人绒毛膜促性腺激素）来支持黄体的生长和孕激素的分泌，这时候月经就不会来，子宫将会继续为胎儿的发育提供支持。

若没有怀孕，月经推迟，其他更为常见的是外界环境因素，譬如天气、精神、情绪、饮食、肥胖、药物以及身体里面其他疾病造成对"下丘脑－垂体－卵巢"功能轴的影响，这样的影响一般都是暂时的。在去除了外因或者影响月经的疾病得到治疗以后，月经通常就可以恢复其规律性，不必太紧张。如果超过3个月不来月经，方考虑用药物进行治疗。

这个轴的规律性如果长期得不到建立，就会表现为月经的紊乱，或者是月经周期长，或者是月经期持续时间长，这样的情况也是病态的。长期如此，也存在着身体受雌激素过度刺激的影响，有可能会增加患子宫内膜癌症的风险。所以，若是有长期的紊乱，需要通过药物调整。对于年轻生育期的女性，重在调整月经的规律性，若有生育要求，可能会使用药物来促进排卵。

小贴士

黄体期：指排卵后到月经来潮的前一天，卵巢受黄体刺激素的影响，分泌黄体素，维持增厚的子宫内膜，以利于受精卵着床，若无受精卵着床，子宫内膜便会崩解，月经周期随着月经来潮结束。

月经过多，关键要检查子宫和卵巢

月经过多是妇科门诊的常见问题，首先我们谈下什么是正常的月经，按照教科书的定义，月经量每月超过 80mL，就是月经过多，但是 80mL 是一个比较抽象的概念，如果用卫生巾或者卫生棉的量来评估，大概每 1~2 个小时就湿透一片大的卫生巾或卫生棉，就说明月经量偏多。当然也可以和自己过去的月经量做对比，如果再合并有血红蛋白的降低或者乏力、耳鸣等贫血症状的表现，更可以说明月经量过多，需要寻求医生的帮助。

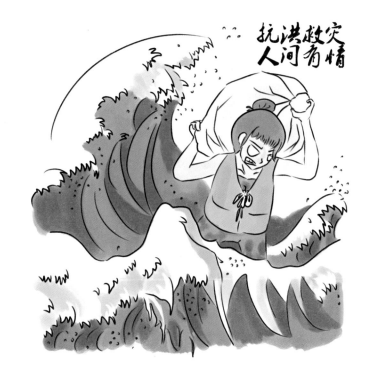

产生月经过多的原因很多，需要对原因进行检查，看是器质性的还是功能性的。

从病因来说，月经量过多，有可能是全身性凝血功能方面的问题，如血小板降低或者凝血酶出了问题，或者是在口服一些抗凝药物，如阿司匹林。有些时候，月经过多是子宫的问题，常见的问题是子宫肌瘤，尤其是黏膜下的肌瘤。此外，子宫肌腺症、内膜息肉、内膜增生等疾病也可能导致月经过多。宫内节育环也是一个导致月经量增多的因素。个别情况下，自然流产没有被发现，直接流产了，由于组织物排出较多，也会导致月经过多。此外，如果存在甲状腺功能低减（甲低），也可能导致月经量增多。在排除了全身或者子宫器质性病变之后，就有可能是卵巢的功能性问题导致的月经过多。

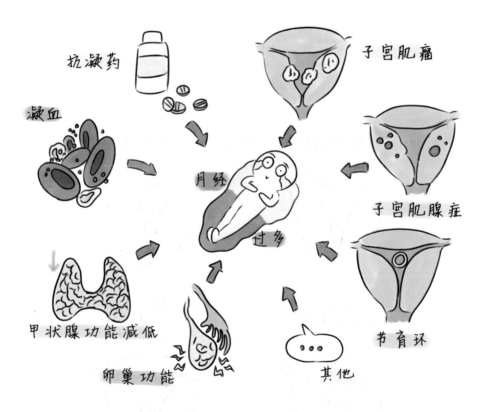

月经过多的患者来门诊的时候，一般需要进行妇科体检和全身性的体检，必要的时候需要检查血常规以及对子宫双附件进行超声波检查，有的时候需要检查凝血功能和性激素水平。

如果是因为局部器质性的病变存在，一般需要进行去除病因的治疗，譬如因为子宫肌瘤导致的月经过多，通常需要将肌瘤或者子宫切除来达到治疗的目的；

如果怀疑是宫内节育环导致的月经过多,一般需要尝试将宫内节育环先取出;如果是甲状腺功能低下(甲低)或者凝血功能的问题,则需要治疗这些全身性的疾病。

对于功能性的问题,一般是可以通过激素的调节来减少月经量,如口服短效避孕药。如果是围绝经期,一般原则是采取缺少什么补充什么的方式来治疗,通常是加用孕激素来治疗。月经期服用抗纤溶的药物也可以减少出血量。合并贫血的患者通常需要进行补充铁剂的治疗。

除上述的病因治疗,也有一些一般性的治疗方案,在子宫内放置一个缓慢释放孕激素的避孕环(曼月乐)也可以有效地减少出血量;宫腔镜子宫内膜切除术是一种相对比较传统的治疗方式,是通过宫腔镜下的手术切除导致月经过多的子宫内膜。

最新的治疗方案也包括子宫内膜微波治疗(诺舒),优点是快速(90秒)、微创。

子宫内膜微波治疗(诺舒)示意图

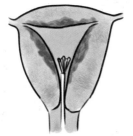

1.略微扩张宫颈,置入一根细长消融器

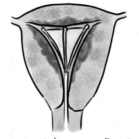

2.将诺舒的三角状电极展开,附于子宫内膜表面

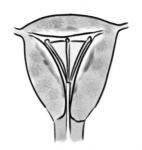

3.射频能量传递到子宫约90秒即可去除子宫内膜

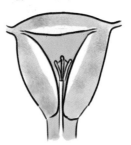

4.三角状电极收回,从子宫中退出

子宫动脉栓塞术也是一种微创的方法，通过将子宫的血管堵住以减少血流，起到降低血量的作用。

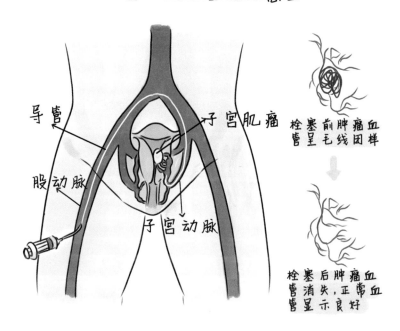

子宫动脉栓塞术示意图

导管　子宫肌瘤　股动脉　子宫动脉

栓塞前肿瘤血管呈毛线团样

栓塞后肿瘤血管消失，正常血管显示良好

但是如果导致月经过多的病因没有得到去除，那么任何保留子宫的方式都有可能失败。而且，以上这些方法不适合有生育要求的患者。

总而言之，月经过多首先需要找病因，然后再根据年龄、生育要求、既往治疗的情况综合考虑，选择一个个体化的最优治疗方案。

小贴士

围绝经期：女性绝经前后的一段时期（从45岁左右开始至停经后12个月内的时期），包括从接近绝经，出现与绝经有关的内分泌、生物学和临床特征起至最后一次月经后一年，也就是卵巢功能衰退的征兆，一直持续到最后一次月经后一年，是正常的生理变化时期。

月经过少，如果没有器质性病变就不用担心

　　说完月经过多，我们来讲讲月经过少。先要了解什么是月经过少，教科书上的定义是月经量少于 20mL，这可能比较抽象，如果拿卫生巾来说，一片夜用卫生巾浸满血的时候血量大概为 20~30mL。如果没有达到这个标准，只是较平常的月经量略少的情况，就不属于疾病，不必特别担心。月经并非是身体里面的脏东西，而是正常子宫内膜剥脱时从血管里面流出的血，所以即便稍微少一些，也不会对身体造成什么危害。

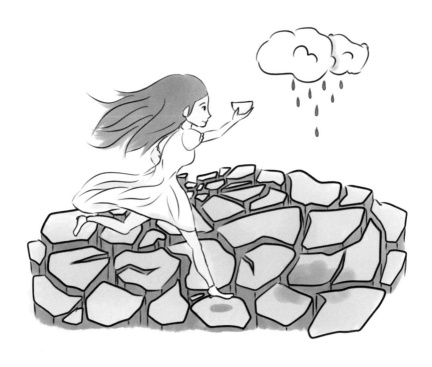

　　和月经过多类似，月经过少也要区分是否有器质性的病因，若没有器质性的问题，只是功能性的问题，则不必太过于担心。

　　所谓器质性的问题，通常是指产生经血的部位——子宫内膜发生了损伤，导致的月经减少，常见的原因有流产后的宫腔粘连、内膜结核，或者是继发于子宫手术以后由于子宫内膜的体积减小而导致的月经量过少。

　　人流术后导致的宫腔粘连相对而言是一个常见的问题，有些患者在一次人流以后，甚至有可能因粘连导致闭经，通常是由于在人流术中子宫内膜的基底层受器械损伤导致。宫腔粘连可以通过超声、子宫碘油造影或者宫腔镜检查来明确，也可以通过宫腔镜下的手术来治疗。

　　内膜结核会破坏掉子宫内膜的功能层，造成月经量少，这样的问题，通常是不可逆的，子宫内膜结核导致的不育，治疗起来很困难。

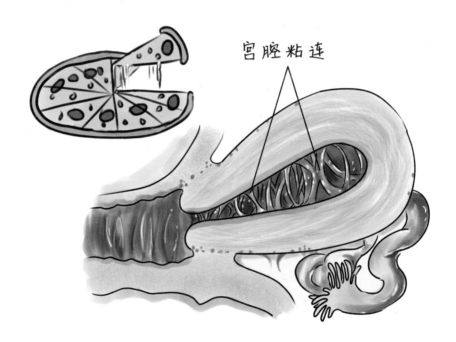

宫腔粘连

　　口服避孕药，或者使用了含有激素的避孕环以后，也会出现月经过少，这是和雌激素水平的下降有关。

　　除了器质性的问题，月经量少通常是和卵巢的功能有关。在青少年时期或者围绝经期，由于垂体卵巢功能轴功能不完善或者卵巢功能衰退，会导致月经量过少。身体内其他内分泌器官的功能异常，如甲状腺功能低下、泌乳素增高、高胰岛素水平或者高雄激素水平，也有可能会导致垂体卵巢功能轴的异常，进而导致月经量减少。过量的运动、减肥导致身体内脂肪含量下降，也是导致月经量减少，甚至出现闭经的原因。

除上述问题以外，很多女性月经量的减少和精神、情绪有关，譬如在有考试压力或者情绪激动时，紧张的精神压力抑制了下丘脑垂体内激素的分泌，继而导致卵巢雌激素的分泌下降，也会导致月经量的减少。

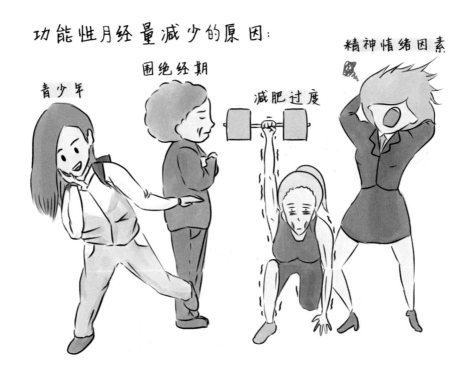

对于功能性的经量减少，首先要找诱因，如果是身体内其他功能轴的问题，需要针对其他的病因进行相应的治疗，比如甲低的时候需要补充甲状腺激素。若是和精神、情绪因素相关，在外因去除后一般也可以恢复正常。若是经过检查均未能发现异常，也不必过于紧张。月经过少，一般不会对身体造成不良的影响，经量少的女性的不孕症的发生率也和正常月经量的妇女没有差异，所以一般无须进行特殊治疗。

说到月经过少，还需要强调一点，很多女性存在的一个认识误区，认为月经是排毒的，其实月经就是每月子宫内膜为怀孕做的准备失败了以后的结果，月经排出来的是身体里面正常的血和子宫内膜。因为疾病导致月经过多是需要想办法去除病因进行治疗的，月经过少如果没有合并器官上的问题，并不会因为"毒"排得少了而对身体造成影响。

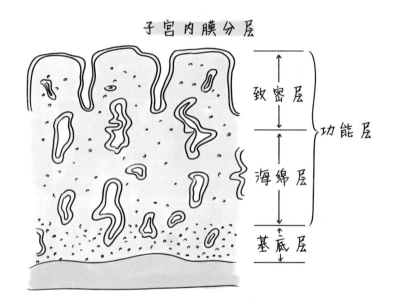

子宫内膜分层

致密层 ⎫
海绵层 ⎬ 功能层
基底层 ⎭

小贴士

子宫内膜：分为致密层、海绵层和基底层3层。内膜表面2/3为致密层和海绵层，统称功能层，功能层受卵巢性激素影响发生周期性变化而脱落。基底层为靠近子宫肌层的1/3内膜，不受卵巢性激素影响，不发生周期性的变化。

月经少、不排卵和多囊卵巢综合征

　　多囊卵巢综合征是一个在门诊经常被提及的疾病，也是女性月经紊乱的常见病因。今天我们就系统地对此疾病做一个科普。

　　多囊卵巢综合征（通常又被称之为 PCOS，是英文 Polycystic Ovarian Syndrom 的缩写）好发于青年女性。据统计，全世界有 6%~10% 的女性患有多囊卵巢综合征。它的典型临床表现是月经稀发、高雄激素表现和卵巢多囊样改变。月经稀发往往说明身体不排卵，往往一年月经少于 10 次。高雄激素的表现是脸上长痤疮、多毛，也可以从血液里面检测到雄激素水平比较高。卵巢多囊样改变，往往要对卵巢进行超声波检查，以在单个切面上的滤泡数量超过 10 个作为标准。

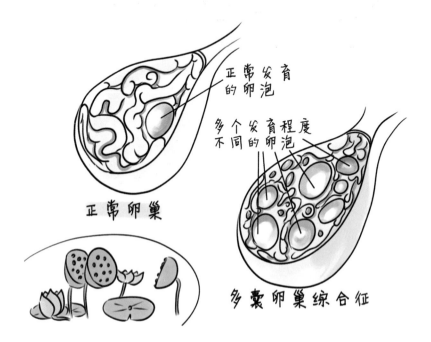

正常发育
的卵泡

多个发育程度
不同的卵泡

正常卵巢

多囊卵巢综合征

临床医生诊断患者是否有多囊卵巢综合征，往往需要看以下3个标准中是否符合两个或两个以上：①排卵障碍；②高雄激素表现；③卵巢多囊样改变。

当然，一个严格的临床诊断还需要排除一些其他方面的问题，譬如甲状腺疾病、高泌乳素血症、非典型先天性肾上腺皮质增生症等，这些疾病也可能会导致患者有闭经、高雄激素的表现。

短暂的月经稀发本身倒不是有什么危害，但是月经稀发往往是因为卵巢没有排卵，因此多囊卵巢综合征的患者往往会有不孕的问题，这并不意味着多囊卵巢一定不孕，而是不孕症发生的概率相对较高。

不排卵的月经周期，缺乏黄体的生成，相对而言缺乏孕激素。孕激素对于子宫内膜是有保护作用的，若是子宫内膜长期受到雌激素的刺激，容易发生子宫内膜单增生性改变，甚至癌变，所以子宫内膜癌也是多囊卵巢综合征患者一个长期的风险。

多囊卵巢综合征的患者，往往会合并有身体代谢方面的异常，主要表现为高脂血症、肥胖、胰岛素抵抗，这些患者也容易发生有糖耐量递减（糖尿病的前期）和糖尿病。而这些是多囊卵巢综合征患者长期的风险。

在产科方面，多囊卵巢综合征的患者在怀孕过程中容易发生早产、妊娠期糖尿病和并发高血压的风险。其他的合并风险还包括出现夜间呼吸暂停综合征、皮肤黑棘皮样改变、抑郁焦虑症。

不同阶段应该有不同的目标，需要从饮食、生活习惯改变和药物治疗等全方位进行治疗。

对于肥胖的患者，通过运动、饮食等生活方式的调整，减轻体重，有助于疾病的缓解。有些患者通过运动也有可能恢复正常的月经。锻炼也有助于改善体内的胰岛素水平。

若是在生育之前，长期不能恢复到正常的月经周期，可以服用口服避孕药来进行月经周期的调整，短效避孕药相对来说是比较安全的药物，很多患者担心长期口服避孕药有副作用，其实对于多囊卵巢综合征的患者，口服避孕药带来的益处是超过其带来的风险的。长期口服避孕药的时候需要额外补充些维生素 B_{12}。

对于有生育要求的患者，可以先尝试自然受孕，若是一年受孕困难，可以考虑用药物来进行促排卵治疗。对于 PCOS 的促排卵治疗是分阶段的，最常用的促排卵药物是氯米芬，近些年来，来曲唑用于促排卵治疗也越来越多。若是一线的用药不能有效促排卵，也可以进一步皮下注射 FSH、HCG 来促进排卵。有些患者在行腹腔镜不孕症检查的时候，也会采用卵巢打孔的方式来辅助排卵。

已经完成生育的多囊卵巢综合征患者，重要的是维持月经的周期，避免子宫内膜过度刺激导致发生子宫内膜癌的风险，此时可以口服避孕药、孕激素或者放置曼月乐环来进行抗雌激素的治疗。

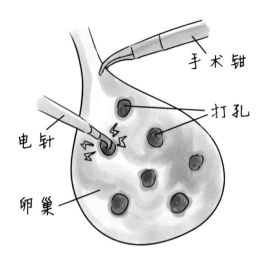

手术钳

打孔

电针

卵巢

多囊卵巢打孔术示意图

    PCOS 往往可能合并有高胰岛素血症、胰岛素抵抗、糖耐量递减、糖尿病、肥胖、冠心病等这些异常问题，研究表明，中年 PCOS 患者发生糖尿病的概率是普通人群的6.8倍，因此往往需要内科、内分泌科和营养科的协助，调理血糖、营养、体重控制的问题。合并有呼吸暂停的情况，需要呼吸科、口腔科、五官科的协助处理。

痛经，看看是否有这三种疾病

很多女性来月经的时候会有痛经的发生，到底是什么疾病导致了痛经？又该如何去处理呢？

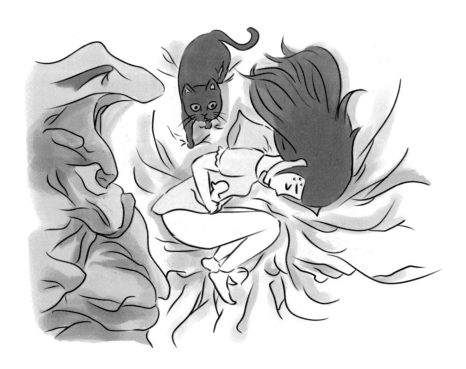

首先，需要了解疼痛是不是痛经。有些患者是在月经来临之前出现下腹胀痛的感觉，那可能是经前期紧张综合征，和孕激素的作用有关，未必是痛经。痛经指的是在月经来临以后出现的疼痛。

痛经的情况因人而异，大部分人是没有痛经的，有的患者疼痛的程度可忽视，但是也有的患者每次痛经都疼得大汗淋漓，甚至可能要用药物来进行治疗。

在医学上，痛经有两种，一种叫"原发性痛经"，是指在第一次来月经的时候就有痛经，相对而言，另外一种即是"继发性痛经"。回忆下第一次来月经的时候疼不疼就可以大概对两者加以鉴别。

对于原发性痛经，通过系统地体检，往往查不到导致痛经的器质性病变存在，在没有器质性病变存在的时候，往往建议对症治疗，可以用芬必得之类的止痛药来控制症状，疼痛时不必每次都忍受煎熬。

继发性痛经，往往是存在着一些体内脏器的病变，因此有必要去医院进行检查，以了解是否有潜在的疾病存在。

那么，都有哪些疾病可能导致痛经呢？

最为常见的疾病是子宫内膜异位症。顾名思义，大概的解释就是本来应该在子宫内部生长的子宫内膜跑到别的地方去了，本来来月经的时候，子宫内膜剥脱是不会有什么疼痛的，但是如果子宫内膜跑到别的地方去了，在一些异常的位置出血，就会产生疼痛。

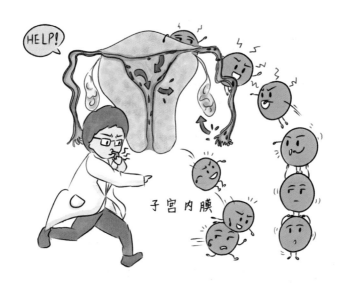

最常见的位置有卵巢、盆腔腹膜、阴道和直肠之间的组织（阴道直肠膈），罕见的位置还可能会发生在肠道、输尿管、膀胱，甚至是在腹腔外。在这些异常位置出血的时候，就会刺激腹膜，导致痛经，在卵巢上常见就是形成囊肿，因为在手术的时候取出的子宫内膜异位的囊内液体特别像巧克力，因此又称之为卵巢巧克力囊肿。

子宫内膜异位症是一种比较特殊的疾病，在医学上我们有时戏称它为"良性的疾病，恶性的表现"，主要就是因为它治疗非常困难，药物治疗和手术治疗都有很高的复发率，而且它容易影响生育，造成受孕困难。

目前而言，治疗上主要是取决于患者的症状、年龄、生育要求。因为对于子宫内膜异位症导致的痛经，通常情况下需要医生详细检查和评估以后，才能决定具体的治疗方式。对于症状较轻的患者，如果没有囊肿或者囊肿较小，一种简单的治疗方法是服用口服避孕药。

对于子宫内膜异位症的治疗，还存在着所谓"怀孕是子宫内膜异位症最好的治疗"的说法，因为一旦怀孕，如果可以足月妊娠并分娩，体内会产生大量的孕激素，对于异位的子宫内膜有很强的抑制作用，所以很多人在怀孕以后，痛经症状就会得到很大的缓解，甚至短期之内不再出现。当然，足月怀孕的次数越多，子宫内膜异位症也就越不容易加重。相反，早期流产，对于子宫内膜异位症则有加重的影响，很多人也是在流产以后出现痛经的症状。

第二种疾病，和子宫内膜异位症有相似之处，叫子宫肌腺症，以前也被认为是子宫内膜异位症的一种特殊类型。

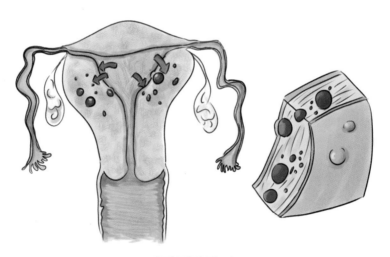

子宫肌腺症

异位的子宫内膜会在局部产生刺激，导致子宫壁的增厚，甚至可能会在局部形成一个瘤样的组织。患者会发生痛经的症状，而且这样的异位产生痛经的严重程度通常较子宫内膜异位症要重，也会影响到生育。对于子宫肌腺症，如果症状严重，通常需要进行手术治疗，剔除局部异位的内膜（现如今，也有一些新的不需要做手术的方法，譬如聚焦超声波治疗子宫肌腺症，这也可能会是未来的一个新方向）。子宫肌腺症导致的问题是否需要治疗，同样需要首先评估疾病的严重程度。

　　第三，盆腔慢性的炎症也可能会导致痛经。这是由于在月经期，整个盆腔会有充血，炎症的刺激会导致疼痛的症状。盆腔炎一般有明确的盆腔感染病史，对于慢性盆腔炎，目前由于缺少一个精确的客观诊断标准，因此容易被过度诊断。慢性盆腔炎目前也缺少一个特别有效的治疗方案，个人的建议是以理疗配合中药治疗，可能会获得缓解。

　　较为罕见的情况是子宫畸形，譬如残角子宫、阴道斜膈综合征等都容易导致经血流出不畅的情况，这些情况均需要经过详细的检查后才能明确诊断。针对这些情况导致的痛经，一般需要手术进行畸形纠正。

　　痛经的病因比较多，有些情况没有办法预防，但是有些情况是可以预防的。譬如流产，不少人是在流产后开始出现痛经的，所以，避免流产不仅保护子宫，对于痛经也是一种预防。

　　从临床来看，有不少患者是在经期受寒以后开始出现痛经，这在民间和中医都有相关说法，但是对于西医来说，这方面的研究很少，究竟是什么原因导致以及具体的病理、生理机制还不清楚。如果在西药解决不了的时候，尝试中药治疗也不失为一个方法。避免经期的寒冷刺激，也是一个预防痛经的方法。

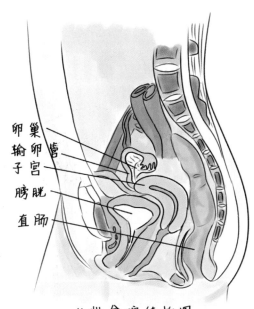

卵巢
输卵管
子宫
膀胱
直肠

女性盆腔结构图

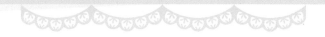

引发痛经的常见病因之一——子宫内膜异位症

子宫内膜异位症（英文名字：endometriosis）是年轻女性常见的一种疾病，要说这个病名可能很多人不清楚，但是要说起痛经来，估计很多人就会明白，子宫内膜异位症是很多患者痛经背后的病因。

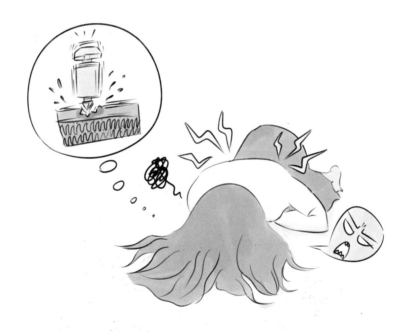

子宫内膜异位症经常被描述为"盆腔的沙尘暴"，因为它涉及的病变范围较广，通常会累及到腹膜（在肚子内覆盖器官表面的一层膜）、卵巢、阴道直肠膈等位置。简单理解，子宫内膜异位症可以说是本来在子宫里面每月发生剥脱、出血的内膜，跑出了子宫，在别的位置上长出来了，每个月来月经的时候，它也跟着出血，因

此产生了种种病灶。

子宫内膜异位症这个疾病往往比较顽固，一旦发病，往往伴随着女性整个生育期，经常容易复发，所以也被称之为一种良性的癌。迄今为止，有关该疾病的治疗仍然是一个世界性的难题。

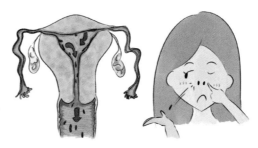

子宫内膜正常脱落

痛经是子宫内膜异位症最为常见的症状，当然痛经未必一定是由子宫内膜异位症导致的，畸形、炎症也可能是导致痛经的病因，但是可以说，有 80% 以上的痛经是由子宫内膜异位症所导致的。

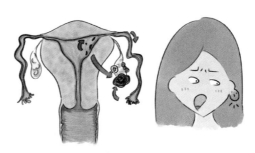

子宫内膜异位

卵巢上发生子宫内膜异位症，往往在早期有一些在卵巢表面的病灶，随着病情的进展，往往会反复出血，在卵巢里面形成一个包裹性的积血，每月出血一次，里面的血就会越来越黏稠，像巧克力一样，这种情况又称之为巧克力囊肿，俗称"巧囊"。巧囊一旦在月经期破裂，就会导致急性腹痛，所以经期剧烈腹痛不能排除子宫内膜异位破裂出血的可能。

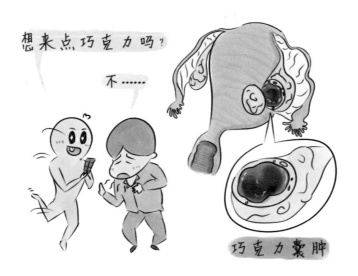

想来点巧克力吗？

不……

巧克力囊肿

性交痛也是子宫内膜异位症常见的一个症状，通常是因为子宫内膜异位，累及固定子宫的韧带或者阴道和直肠之间的膈，导致性交痛，有些患者对医生手指检查比较害怕，因为一旦医生的手指碰到这些结节，往往导致疼痛。

子宫内膜异位症的患者往往怀孕比较困难，有一半左右的子宫内膜异位症患者有不孕的情况，不少不孕的患者在进行腹腔镜检查的时候也会发现盆腔内病灶。

与很多疾病一样，子宫内膜异位症是一种基因和环境影响的结果，子宫内膜异位症的患者往往有其遗传的易感性，加上一些外界因素，譬如流产、经期受寒、手术，继而导致子宫内膜异位症的发生，但是病症究竟是如何启动、如何发生的，仍然是一个谜。

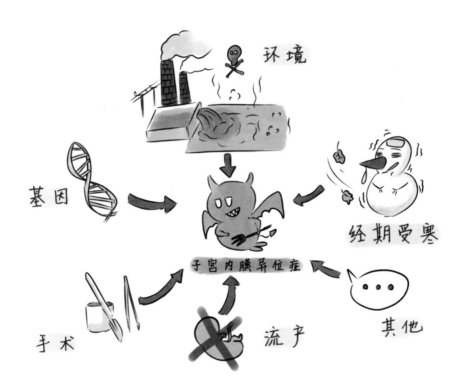

子宫内膜异位症诊断的标准是腹腔镜手术，也就是说，如果在腹腔镜下看到一些腹膜上存在蓝色、褐色或者白色结节，就可以诊断子宫内膜异位症了。

但是，大部分的患者是不需要手术的，毕竟那是一个有创伤的操作。在临床上，医生通常要根据患者有无痛经的病史，查体时如果手指触摸到一些触痛的结节，超声波检查若是发现卵巢上有特征性的包块存在，化验时若是有CA_{125}的升高，往往就可以经验性地诊断子宫内膜异位症。巧囊的存在也往往是有其特征性的。

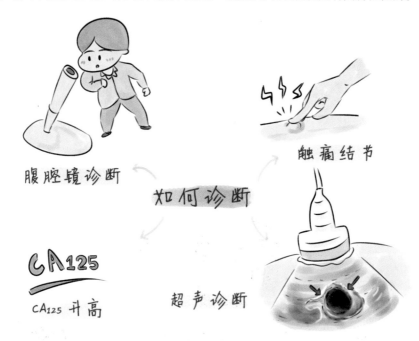

腹腔镜诊断

触痛结节

如何诊断

CA125

CA125升高

超声诊断

　　CA$_{125}$ 在妇科是一个经常要给患者进行的检查，CA 是 cancer antigen 的缩写，翻译为癌抗原。很多人一检查发现 CA$_{125}$ 升高就开始紧张，其实虽然它的名字是癌抗原，但是其实并非癌症特有的指标，子宫内膜异位症的患者就经常会有 CA$_{125}$ 升高的现象，其升高的程度也往往和病情相关，所以可以将 CA$_{125}$ 用于子宫内膜异位症病情的监测。

　　子宫内膜异位症是一种难治的疾病，如同前面所讲，它之所以被形容为"良性的癌"，就是因为它比较难控制。

　　要说治疗，怀孕是子宫内膜异位症最好的一种治疗方式，怀孕 10 个月，体内孕激素的水平会大幅度提高，就相当于吃了 10 个月的药。因此，子宫内膜异位症患者若是有生育要求，若没有大的巧克力囊肿存在，我通常的建议就是先尝试怀孕。不少痛经的患者，怀孕以后往往会有痛经的缓解，也是这个道理。

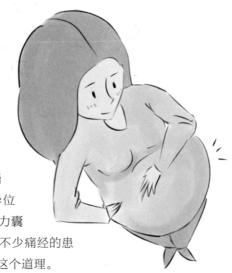

若是有巧克力囊肿存在，在巧克力囊肿比较小的时候，可以观察或者药物治疗，但是若是巧克力囊肿比较大，超过 3cm，医生通常就会建议进行腹腔镜手术处理囊肿，手术的目的一是明确诊断，二是手术过程中把病灶尽可能清除干净，减少巧克力囊肿经期破裂或进一步发展的风险。

在手术以后一般可以获得疾病的缓解，怀孕的成功率往往也会增加，手术以后的半年内是怀孕的黄金时间，因此若是合并不孕，术后往往建议尝试怀孕。若是经过半年左右的尝试仍然不孕，下一步需要考虑进行人工辅助生育的方式，通过人工授精或者试管婴儿有助于提高妊娠率。

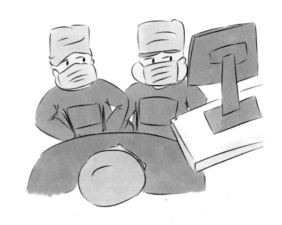

治疗子宫内膜异位症，有很多种类型的药物可以选择，口服避孕药也是可以治疗子宫内膜异位症的。很多有痛经的女性，服用口服避孕药以后，往往痛经的程度会降低，就是这个道理，口服避孕药里面含有的孕激素成分相对比较多，对缓解病情是有帮助的。

假绝经或者假孕疗法就是用药物模拟怀孕或者绝经的环境，孕三烯酮经常被用于子宫内膜异位症的治疗中，在手术以后，往往也需要用这些药物来进行治疗，通常服药的周期为 3~6 个月，因为有可能会产生男性化、肥胖、毛发旺盛等副作用，通常不用于未明确诊断的子宫内膜异位症的治疗。GnRH-a是一类药物，包括了诺雷德、达菲林、亮丙瑞林等药物，需要肌内注射，它们可以模拟绝经的环境，对于子宫内膜异位症的治疗也有帮助。用药需要在月经第一天来就注射，用药以后就不会来月经，暂时会抑制子宫内膜异位症的病情发展。术后若是有生育要求，也可以用于未切除病灶的抑制，但是并不能抑制复发，GnRH-a药物比较昂贵，每针 2 000 元左右，一般用药 3~6 个月。

曼月乐环是一种带有激素的避孕药，放置在宫腔后可以缓慢地释放孕激素达 5 年左右，因此它也是一种比较好的治疗方法，避免了每天吃药的麻烦，每天持续的药物释放有助于抑制病灶的复发，适合没有生育要求的患者。

子宫内膜异位症是一个非常容易复发的疾病。据统计，手术以后复发的概率在70%左右，反复手术，对子宫内膜异位症处理不是一个明智之举，因为在手术过程中需要使用的一些止血操作，对卵巢功能多多少少都会有破坏，对于有生育要求的患者尤其如此。因此，一般情况下，子宫内膜异位症复发以后，若是症状不重，可以选择上述的药物治疗；若是有囊肿复发，也可以考虑进行超声引导下的囊肿穿刺+硬化剂治疗；若是不能排除恶性的情况，要考虑手术治疗。当然，若是接近绝经期，没有生育要求，对于反复复发的子宫内膜异位症，也可以进行更为激进的手术处理，譬如进行卵巢切除或者子宫+卵巢切除，降低复发的风险。

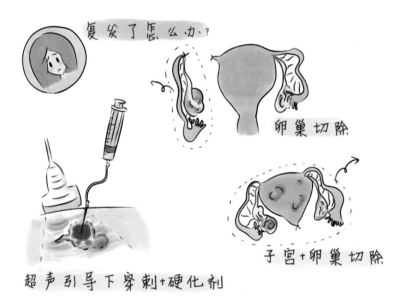

子宫内膜异位症手术以后，经常也会见到有一些患者局部出现假囊的情况，这是由于粘连导致的囊肿，若是可以明确不是复发，是假囊导致的问题，在没有症状情况下不必进行手术处理，定期观察即可。

区别于别的囊肿，子宫内膜异位症囊肿有0.5%的恶变概率，卵巢透明细胞癌的发生就和子宫内膜异位症囊肿有关，因此对于长期存在的巧囊，不宜拖着不手术，也应该考虑进行手术治疗获得病理的明确诊断。

腹壁子宫内膜异位症通常和剖宫产手术有关，因为剖宫产手术过程中，宫腔内的部分血液残留在剖宫产的手术切口中，每月伴随月经周期性地出血，有些患者会出现伤口周期性的疼痛和可以触及的疼痛结节。这样的剖宫产伤口子宫内膜异位症应进行手术切除，最近我们也在尝试用聚焦超声进行治疗。

会阴侧切伤口同样也可以见到有切口子宫内膜异位症的情况发生，也是和异位的子宫内膜在伤口部位的种植有关，治疗也是以手术切除为宜。

其他罕见的发生子宫内膜异位症部位还有发生在膀胱、肺、鼻等部位，也是表现为周期性出血。

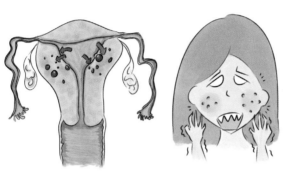

子宫肌腺症

子宫肌腺症和子宫内膜异位症是两个姐妹病，当异位的子宫内膜发生在子宫肌层的时候，周期性的出血也会在局部形成病灶，通常会导致严重的痛经。病灶有的时候像一个子宫肌瘤一样聚集，有的时候比较分散。子宫肌腺症会造成子宫体积增大，因为子宫内病灶的存在，也容易造成不孕。

子宫肌腺症的治疗往往也比较棘手，任何保留子宫的治疗，包括局部切除病灶或者破坏病灶，往往会治疗不彻底，容易复发。

对因为子宫肌腺症造成的严重痛经，若是没有生育要求，最彻底的方法是进行子宫切除；若是要求保留子宫，在腹腔镜手术下切除局部病灶或者用聚焦超声破坏病灶是一个办法。放置曼月乐环，局部释放孕激素，也会对肌腺症痛经的缓解有帮助。

子宫肌腺症合并不孕的治疗往往比较困难，需要妇科和生殖科医生共同努力，进行综合治疗。

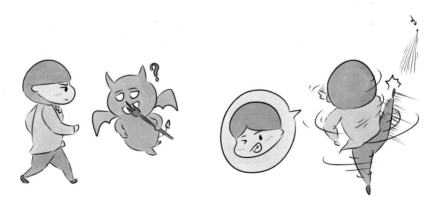

引发痛经的常见病因之二——子宫肌腺症

子宫肌腺症是一个让很多女性头痛的问题，主要表现就是重度的痛经。这种痛经有可能没有任何原因地开始，也有可能在某次宫腔手术以后出现，逐渐加重到难以忍受，有些甚至需要口服止痛药控制。通常会合并有不孕、月经过多、性交痛和子宫增大的症状表现。

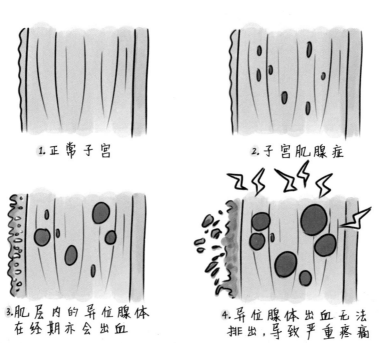

1.正常子宫

2.子宫肌腺症

3.肌层内的异位腺体
在经期亦会出血

4.异位腺体出血无法
排出，导致严重疼痛

子宫肌腺症的成因不清楚，有可能是和子宫内膜的损伤有关，也和遗传部分相关。从病理上看，在子宫肌层内可以看到子宫内膜的出现，由于这些子宫内膜腺体在月经期也会像子宫腔的内膜一样出血，但是出血却排不出去，因此会导致严重的疼痛。

通过超声检查，往往可以发现子宫肌腺症患者的子宫壁增厚，出现结构紊乱。磁共振检查也会有类似的发现，可以发现肌层有明显的增厚和结构紊乱。

通常情况下，检查血的 CA_{125} 指标会有升高（不必紧张，通常不代表是癌的表现）。

子宫肌腺症导致的痛经和不孕往往难以处理，目前在治疗上也比较棘手。轻症的患者，可以口服止痛药控制痛经；有生育要求的患者，可以先积极尝试怀孕。子宫肌腺症若是痛经症状较为显著，往往需要进行干预治疗。

保守性的治疗方案可以先尝试口服避孕药，短效避孕药可以使部分痛经患者的症状减轻，不便之处则是需要长期坚持口服。

曼月乐是近年来出现的一种新型避孕环，环上带有孕激素，可以在体内缓慢释放，可以维持 5 年时间。若患者子宫不大，曼月乐也可以有效控制痛经和月经过多的症状。曼月乐的缺点是不适合有生育要求的患者，若是子宫较大，也不适合放，放环以后有部分患者可能会出现脱落。放环以后月经量会大幅度减少，在前 6 个月，有些患者还容易出现月经紊乱的情况。

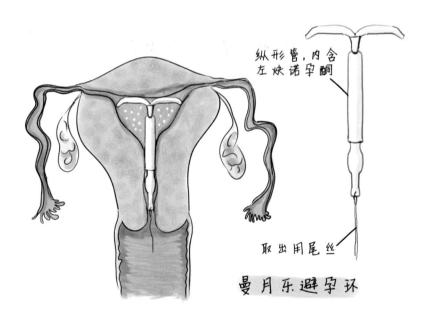

纵形臂，内含左炔诺孕酮

取出用尾丝

曼月乐避孕环

若是保守性治疗方案效果不佳，则需要考虑手术治疗，目前手术治疗分保守性的肌腺症病灶切除和根治性的子宫切除。若是有生育要求，一般来说都是做子宫病灶的切除，通常可以通过腹腔镜微创手术完成。若已完成了生育，没有生育要求，选择病灶切除虽然也可以，但是因为肌腺症病灶往往比较弥漫，手术不易切除干净，容易复发。若是可以接受，倾向于进行子宫切除。

若痛经仅仅是由子宫肌腺症导致的问题，通常可以获得完全的缓解，部分患者若是合并有子宫内膜异位症，则痛经有可能缓解不完全。

高强度聚焦超声（磁波或海扶刀）是近年来出现的一项无创治疗的技术，它不是一种开刀的手段，而是通过一个透镜样的聚焦超声设备，将超声波介导到子宫上，将病灶消融的一种技术，它最大的优点是恢复快，无手术疤痕和手术粘连的风险。

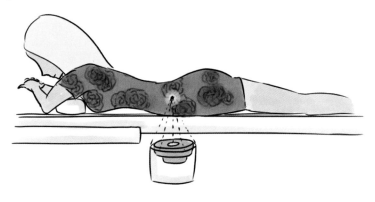

高强度聚焦超声治疗

研究提示，经过海扶刀治疗后 3 个月，患者平均的痛经程度减轻了 3 分，不少患者在治疗后甚至痛经症状完全消失。由于没有手术疤痕的问题，即便再次出现疼痛，也可以进行二次治疗。对于有生育要求的患者，由于目前研究数据较少，最终妊娠结果如何，目前没有结论。

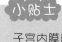

小贴士

子宫内膜厚度：子宫内膜的厚度是随卵巢的周期性变化而变化的，正常子宫内膜厚度在 5~10mm。

增生期，子宫内膜厚度为 9~10mm。
分泌期，子宫内膜厚度为 5~6mm。
月经期，子宫内膜厚度可以达到 8~10mm。

绝经后哪怕出一点血都需要注意

我们都知道，绝经就是不来月经了。纠缠那么多年的月经，说不来就不来，这是为什么呢？为啥绝经后就不应该再来月经了？

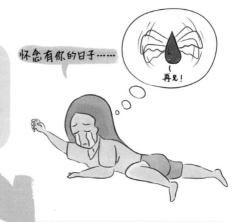

怀念有你的日子……
再见！

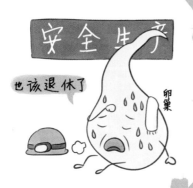

安全生产

也该退休了

卵巢

机器工作久了都有磨损，卵巢工作久了，自然也会"疲惫"啦，雌激素分泌也跟不上了，因此月经也就不来了，月经停止一年以上，就可判断为绝经。

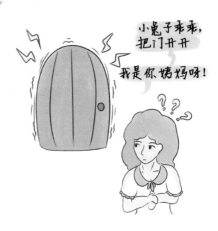

小鬼子乖乖，把门开开

我是你妈妈呀！

可有的人绝经以后又出现出血，也不知道咋回事，心里琢磨，难道又来月经了？

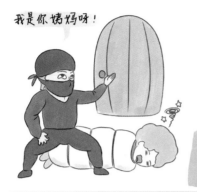

我是你妈妈呀！

先别忙着高兴，这些伪装成月经的出血，可能是因为身体内有破坏分子。

破坏分子都蒙着面，可能是子宫内膜癌、宫颈癌或者老年性阴道炎，要想揭开这些破坏分子的真面目，将它们绳之以法，就要通过医生的诊断。

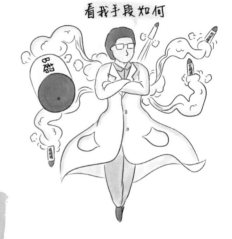

看我手段如何

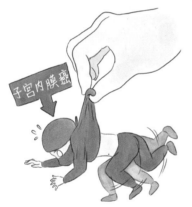

子宫内膜癌

以子宫内膜癌为例，因为子宫和阴道是相通的，所以只要有肿瘤作恶，出血就会作为首发症状露出马脚。量不会很大，通常是一点一滴的，但是这个时候可千万别忽视，需要及时到医院去做检查。

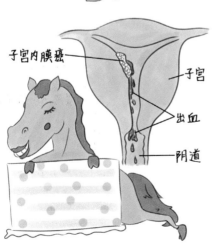

子宫内膜癌
子宫
出血
阴道

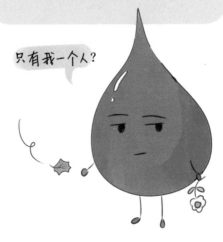

只有我一个人？

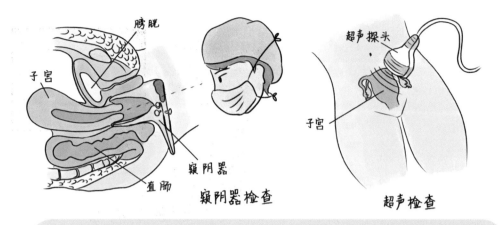

膀胱

子宫

窥阴器

直肠

窥阴器检查

超声探头

子宫

超声检查

医生遇到绝经后出血，首先会给阴道做一个检查，看看出血是不是来自宫颈或者是阴道。如果宫颈和阴道没有发现出血的问题，医生通常就需要做超声检查，了解宫腔里面的情况。

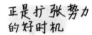

有点挤呀

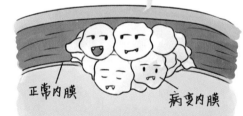

正是扩张势力的好时机

正常内膜

病变内膜

宫腔

绝经以后子宫内膜的厚度是不应该超过 5mm 的，若是超声发现宫腔内有异常信号，或者子宫内膜的厚度超过了 5mm，就表示有情况！

下一步就可能需要做宫腔镜的检查。医生们拿个镜子进去，在麻醉的情况下伸到宫腔里面，仔细看看子宫这个"人质"是不是还安全。

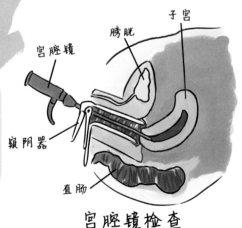

宫腔镜

膀胱

子宫

窥阴器

直肠

宫腔镜检查

若是在宫腔镜检查下发现"人质"已经被"策反"了，通常还会需要进行活检来获得病理检查。

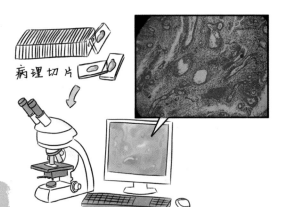

病理切片

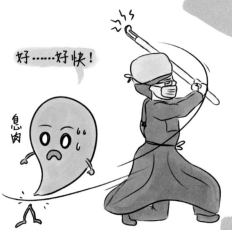

好……好快！

息肉

当然，除了子宫内膜癌，子宫内膜息肉也是绝经以后导致子宫内膜增厚以及出血的常见原因，宫腔镜手术可以在检查的同时，把息肉给"切了"。

如果确诊是子宫内膜癌，也并非束手无策，还有手术这个"终极大杀器"。

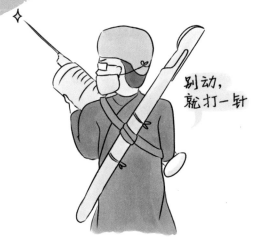

别动，就打一针

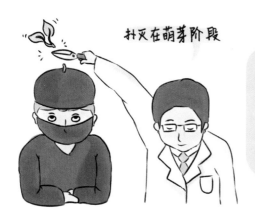

扑灭在萌芽阶段

通常发现这些症状的时候，子宫内膜癌还没形成气候，通过手术是可以掐灭这个"星星之火"的，手术后5年以上的生存率在90%以上。

所以，发生绝经后出血，最重要的是要及时就诊。哪怕出一滴血也不行，万一耽误了病情，一旦肿瘤扩散到子宫之外，治疗就不会有那么好的效果了。

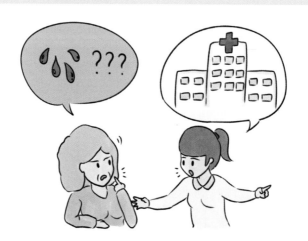

小贴士

绝经是指月经停止一年以上，绝经以后雌激素水平下降，通常情况下是不会再有出血了，但是若是在绝经以后再有出血发生，一定要警惕，及时去医院检查。

缓解痛经：网友们各显神通

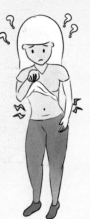

　　医生是患者的救护者，患者是医生的老师，临床医生也能从患者那里学习到很多的知识。我发起过一个有关治疗痛经小方法的调查，结果，网友们一天内给我回复了近700条消息，其中不少是自己缓解痛经的方法，我把里面有价值的评论摘了出来，以供大家参考。这些方法我无法保证其有效性，但大家可以斟酌使用。

NO.1

　　我在读书期间痛经很严重，当时没有条件，后来工作了，在来月经的前一个星期把生姜、干山楂、红糖一起煮水喝，很有效果哦，我也推荐给我很多同事，喝了都很有效果。

NO.2

　　我有一个办法很管用，网上看到的：月经干净一周后，用红豆、红枣、红花生、枸杞、红糖熬水喝。这个真的大大缓解了我的痛经难题。希望对您有用。

NO.3

　　痛经，我吃国外的止痛片 ADVIL 很有效，可管 8 小时左右，但有时第二天效果就不好了，我要痛 3 天；吃阿司匹林也可缓解，但出血量会有所增加。

NO.4

我一直都是痛经，现在在经期干净三天后吃益母草煮鸡蛋，痛经次数有所减少，这样坚持一段时间后就会得到很好的效果。

NO.5

我痛经起码8分吧，痛到吐、出冷汗的那种，后来学着照顾自己，做四红汤，没事就喝，经期不喝，坚持一年多了，现在基本不痛了。

NO.6

我从12岁开始痛经，非常影响工作和生活，严重的时候上吐下泻，浑身冷汗，头痛无力，手脚冰凉。吃止痛药对我没效果。我尝试过很多方法，多是药物和食物。个人感觉有效一点的是月经前就开始做好身体保暖，特别是腰腹部、背部。然后用红枣、枸杞、桂圆干、生姜片、红糖，泡水或熬煮，每天喝。平时也可以喝，只是不加姜片和红糖。我坚持喝了一年多，慢慢地，痛经从原来的来痛几天变成只是第一天痛。

NO.7

以前特别痛的时候，会影响我的工作以及生活，因为我根本无法正常行走，特别容易晕倒。在朋友的推荐下，我每次在来月经之前的三天或一周时服用艾附暖宫丸，平时会服用补气血的口服液以及乌鸡白凤丸。以前痛的时候感觉要超过10分，现在的疼痛大概在5分左右。

说说自己的状况：痛经从月经初潮就有，对生活、学习影响很大！且那时无生理教育课，自己来月经时坐卧不安，时冷时热，痛得满身大汗！非常不解，告诉家人，还被教育"小孩子不可能，不能撒谎偷懒"。

来月经痛半天，且需要频繁去厕所排便。几乎每次都需要吃止痛药——除非那天可以不外出，在床上热敷，或长时间在厕所蹲着。

痛经原来8分，吃止痛药十分钟后开始发挥药效，疼痛降到6分，此次放酒精棉球，逐渐降到2分。但因为我在尝试酒精棉球前吃了止痛药，对测试有一定影响。这次测试效果不准。

酒精棉球可以干了再加酒精继续用，持续有效。而且，这次测试，很明显减少了止痛药的服用量。

再来说说使用感觉：

1. 方便，原料随手可得，经济实惠。

2. 有微微热感，原以为酒精棉球放耳朵会凉，但实际是微微热，但不烫，刚刚好的舒服，痛经时确实很喜欢刚刚好的温暖！这暖很舒服，比热水袋敷肚子和暖宫贴都合适，因为热水袋过热会烫伤，导致皮肤红和痒。而且热水袋一会儿就凉了，不舒服，还得换水，麻烦。水袋压着肚皮也会不舒服。暖宫贴贵了点，且贴着肚皮也容易低温烫伤，隔着衣物效果也不一定理想。

3. 有一定心理暗示作用。唯一的遗憾就是塞着耳洞，对听力有一点影响。

　　我是痛经患者，服用止痛药 3 年多，依旧痛经。试用如下方法后，痛经没了。

　　1. 去年换了卫生巾品牌，长年用 ABC，现改为乐而雅。

　　2. 在耳朵放酒精棉球的方法有效，的确止痛（前提：我的妇科全部正常，就是痛经）。

　　3. 月经来之前一周，每天艾灸。

　　4. 每晚坚持用艾草、花椒、生姜、红花煮水泡脚。

　　我现在已经不痛经了，我的这几个方法告诉过 4 个同样痛经的女友，她们照我的方法做，现在也不痛了。

　　25 岁之前，经期第一天每次都痛，但不是非常重！喝过 3 个月左右月见草油，以后真的就基本不痛了！不敢说是月见草油的功劳，因为个体差异很大，我之前都有血块。喝了这个后变顺畅了。还是要注意保暖，泡脚促进血液循环，还有经期不能长时间坐着要多走动！我都是一起调整的，所以可能效果明显！

　　以前我的痛经不严重，只是第二天量大的时候会有点痛，但是不影响生活工作。有一个药蛮管用，就是加味生化颗粒，每次我喝了后，经期一点也不疼了。

　　痛经会影响生活！但是疼到打滚也拒绝吃止痛药，我体质寒凉，疼到不行的时候用艾灸，隔姜灸肚脐管用，一会儿就会有血块下来。

NO.13

我不经常痛经，不过有一次痛得很厉害，后来喝了红糖熬生姜就好了，而且见效很快。

NO.14

我会痛经。以前读书的时候会很痛，吃过西药，但结果第二个月月经没来，后来还是吃了中药才来。所以现在一般喝热红糖水，还是蛮有效果的。但最近一直坚持每天一小时的瑜伽，结果这两个月来的时候感觉没有那么痛了。这是到目前为止的感受。

NO.15

我有痛经，疼起来10分，吃芬必得后0分，但随着时间变化，一粒芬必得能止疼的时间越来越短。一个偶然机会，我在协和中医科通过中药调理了一年，现在不用吃止疼药，也没彻底好，疼起来2分，属于有感觉但基本不影响生活和工作，没有试过您说的方法。希望对您能有参考价值。

NO.16

我有时候会痛，大多是第一天或者第二天，严重的时候上吐下泻出虚汗！当天是不能工作的。从不吃止痛药，自己忍着。如果痛经是10分，用酒精棉球塞耳朵可以减轻到6分！

我没试过，但我朋友试过。她告诉我，塞入之后耳朵有辣辣的感觉，五分钟之后就不痛了，很神奇。她现在经期出门都会用塑封袋装几个酒精棉球！

　　我是一名口腔科医生，大学学的是临床医学。偶然遇到中医书，半信半疑地试了试，真的帮我在临床工作中解决了很多问题。我建议您也了解下中医，相当管用。我月经前3天热水泡脚20分钟，真的肚子不疼。我挂号咨询了中医，说是有寒气，在腹中郁结，"通则不疼，不通则痛。"热水泡脚，促进血液循环，寒节（就像血栓）开了，子宫内膜顺利脱落，所以不疼。要是有寒节，硬要内膜脱落，就是生往下拽，所以疼得很。我是这样理解的，经前期用热水泡脚，可以完全不痛经或降低痛感，百试百灵。

　　痛，痛不欲生，中学时曾痛得在厕所里晕倒过，疼痛程度10分，最怕考试时碰上生理周期。结婚后依然疼。不吃止疼药，睡两天，不吃不喝，用热水泡脚，用热水袋，用电热褥可以缓解。后来治愈我的是一位民间大夫，30元诊费，扎的针，扎完躺了20分钟，去了趟厕所，大便一次，从此就好了。问他原因，他说是我吃了什么东西导致的。

　　我在月经期间会感觉疼痛，程度不严重，可以忍受；持续时间也不长，一般是在例假刚开始的几个小时。对此，我的应对方法是喝一杯咖啡，这个办法对我很管用。

　　真的有效！我现在22岁，每次来月经都会出现浑身冷汗，四肢无力，腹痛，腰痛，恶心，手脚冰凉，直不起腰，不能走路，呼吸都费劲的现象。如果不这么严重就是腹痛。用酒精棉塞耳朵3~5分钟，渐渐出汗，症状缓解。10分钟，除了腹痛，其他症状都有缓解，会舒适很多。这个方法是一个中医的微博上说的，对于不是很严重的痛经不确定会不会缓解。

NO.21

　　我现在常采取腹部保暖、喝热水的方法来缓解疼痛。如果说原来的疼痛是 10 分，采取措施后可以降到 7 分，甚至接近 5 分。

NO.22

　　没有试过耳内放置酒精棉。痛经严重时呕吐、拉肚子、消化不良，不能正常上班。不吃止痛药，通常用暖宝宝热敷肚子能较好地缓解疼痛。热敷前疼痛 10 分，热敷后 2 分。

NO.23

　　怀孕中……以后可以试一下。我痛经很厉害，会疼得呕吐。吃了止疼药都会吐出来。中医说我宫寒。我有一个办法就是每晚用热水烫脚 30 分钟，来月经的时候我就不会肚子疼了。

NO.24

　　在大医院剖宫产后痛经消失。生育前痛经，生育后不痛了。痛时通过排便、喝热红糖水缓解。我原来痛经 7 分，生育后现在没出现痛经！

NO.25

　　大夫您好，我是您医治过的患者，我过去有痛经，但是自从接受了您的手术后就没有痛经了。痛经时我吃过止痛的药物，一般没什么作用，不过我发现我只要强制自己睡一觉，醒来后就会好很多，基本上都是强忍过来的！不知道有帮助不（大夫评：有些痛经是由于器质性的病变，譬如存在着子宫肌腺瘤，在手术切除后疼痛会缓解的）？

　　我自己痛的程度大概是 7 分，蜂蜜水＋热水袋＋睡觉基本就解决疼痛了。以前一直不相信红糖有用，但这三四个月一痛起来，喝了浓红糖水半个小时后就缓解很多了。而且网上有个动作，坐床上，弯曲膝盖，脚心对脚心坐着，然后上下晃动膝盖，也能暂时止痛。

NO.27

　　我是超级痛经患者，属于痛起来可以流冷汗、呕吐、打滚的类型，我自己尝试过两次用酒精棉花塞耳朵，介绍给朋友两次，总结下来发现塞的时间和痛度很重要。

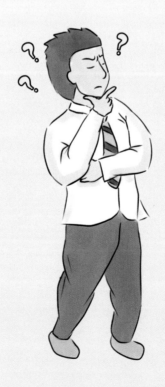

给
身体的
情书

原协和医院
妇产科副主任医师
的行医笔记

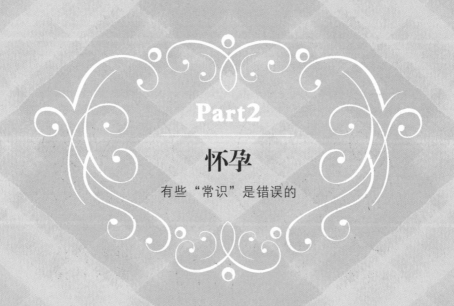

Part2

怀孕

有些"常识"是错误的

孕前准备，看看你做得正确吗?

现在独生子女多，对于怀孕的重视到了无以复加的程度。其实，从医学角度来看，怀孕前需要做的准备工作并没有想象中的那么多，这里大致罗列如下。

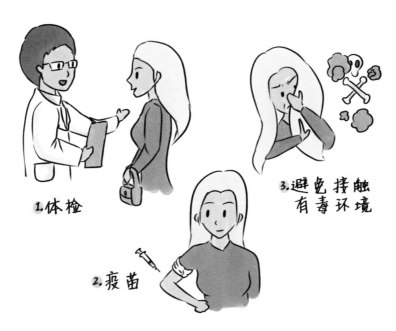

1.体检

2.疫苗

3.避免接触有毒环境

体检

常规的查体就可以了，并没有针对怀孕前准妈妈的特殊查体，主要是了解身体有无基础疾病，比如高血压、糖尿病、肾脏疾病、子宫肌瘤、宫颈病变等情况。常规的查体会对这些疾病进行初步的排查。如果有异常或者是有某种疾病的病史，一定要到医院找医生就诊咨询。

疫苗

如果既往没有风疹病毒免疫的病史，也没有潜在感染过（可以通过血液检查发现有无感染），可以在怀孕前提前接种风疹病毒疫苗，以减少孕期感染对胎儿的危险。

避免接触有毒环境

这点对于都市女性似乎是比较难，但是对于一些明确有害的环境还是应该脱离的，比如男性长期在高温的环境下，是不利于精子发育的。女性要避免服用可能致畸的药物（其实大部分的药品还都是比较安全的，如果有某些基础性疾病，比如甲亢，用药的好处是优于甲亢未进行控制所带来的风险的，具体在怀孕前是否需要停药，请遵医嘱）、避免嘈杂的环境。手机、电脑目前已经证明不会对胎儿造成可能潜在的危险，是可以用的。关于防辐射服，没有证据证明它们可以发挥什么作用。

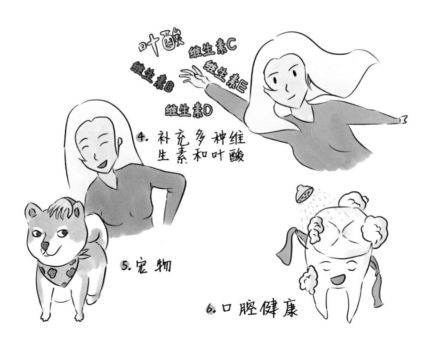

补充多种维生素和叶酸

叶酸被证明可以降低无脑儿及神经管畸形的发生率，缺乏叶酸主要是发生在某些对蔬菜比较缺乏的地区，如果饮食正常，不补充叶酸也是可以的。另外，若是有服用玛特纳、爱乐维、善存等多种维生素，里面已含有 0.4mg 的叶酸，那么就不需要再额外单独补充叶酸了。

宠物

怀孕了就不能养猫、狗是一个很大的误区，过去，人们认为猫、狗有弓形虫等疾病，会导致孩子的畸形。实际上，狗没有太大的机会传染疾病，猫也并非都是弓形虫的宿主，人只有吃了感染了弓形虫的猫的大便才会感染弓形虫，所以"孕期不能接触猫、狗"是过去很多医生的认识误区。如果实在担心，查下 TORCH 项目，就可以看看自己是否有弓形虫、风疹、单纯疱疹、CMV 等病毒的感染，而且只有近期的感染（IgM 阳性）才会有意义。过去医院还把 TORCH 作为每个孕产妇的筛查指标，后来因为其假阳性率高，筛查结果提示意义不大，也已经被取消了。

口腔健康

若是可能，找口腔科医生做下口腔的检查和洗牙，尽可能在怀孕前治疗好牙周炎、龋齿等问题，避免孕期激素升高以后口腔问题加重，导致孕期比较尴尬的局面。

小贴士

叶酸：也叫维生素 B_9，是一种水溶性维生素，最初是从菠菜叶中提取纯化的，故而命名为叶酸，有促进骨髓中幼细胞成熟的作用，人类如缺乏叶酸，可引起巨红细胞性贫血以及白细胞减少症，对孕妇尤其重要。

孕期体重增加多少合适？

生一个健康宝宝是每一位准父母的愿望。

随着经济水平的提高，大家越来越重视孕期营养，很多人怀孕后会刻意补充额外的营养。但这是一个误区，并非孕期吃得越多，宝宝就越健康。正因为如此，城市里妊娠期糖尿病患者、巨大儿逐年增多。孕期体重增加和孕期的营养直接相关。营养过剩，体重增加过多，患糖尿病的机会就增加。胎儿因为体重过重，分娩时容易发生难产和损伤；而孕期营养不足，胎儿表现为出生体重过低，这些孩子的健康问题也较多。那么妊娠 9 个月，体重增加多少才较为合适呢？实际上，这个问题没有一个标准答案。

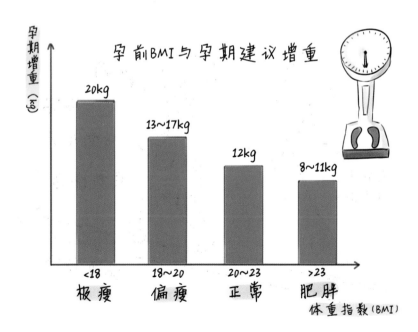

孕前BMI与孕期建议增重

孕期增重（kg）

20kg	13~17kg	12kg	8~11kg
<18	18~20	20~23	>23
极瘦	偏瘦	正常	肥胖

体重指数（BMI）

根据 BMI 看需要增加多少体重

对于不同体形的人，需要区别对待。总体而言，瘦人体重增加可以多些，而胖人体重增加要控制得严格些。区分胖瘦，在医学上是以体重指数（BMI）来表示的，BMI 为体重除以身高的平方，其中体重以千克为单位，身高以米为单位，BMI 正常值为 20~24kg/m²。因此，要了解孕期需要增加多少体重，首先要了解孕前的 BMI。

体形极瘦者（BMI 小于 18），整个孕期体重增加 20kg 为宜。

体形偏瘦者（BMI 在 18~20），整个孕期体重增加 13~17kg 为宜。

正常体形者（BMI 在 20~23），整个孕期体重增加 12kg 是正常的。

肥胖体形者（BMI 大于 23），整个孕期体重可增加 8~11kg，可利用一些体内的能量贮备。

如果是双胎或多胎妊娠，应咨询医生，因为体重的增加与胎儿数量有关。

体重增加应缓慢且稳定

孕期体重增加并非是匀速的，对于正常体重者，在妊娠的前 3 个月中，体重增加 1~2kg 较为合适。孕早期由于妊娠反应，食欲可能受到影响，但是，这时期保证营养对于胎儿发育非常重要。丹麦的一项研究发现，早期营养不良，胎儿出生后晚年发生糖尿病、高血压等疾病的概率更大。因此，若是早孕反应较重，影响进食，宜采取少吃多餐、吐了再吃的办法，并多吃一些对孩子脑部发育有裨

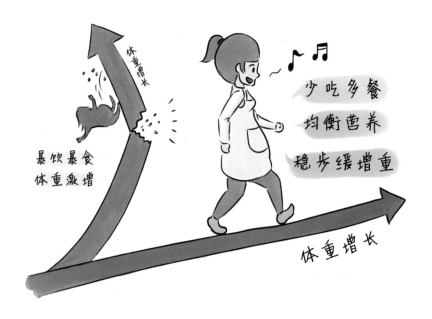

益的食品。蛋白质、无机盐、维生素和糖等均是胎儿大脑发育不可缺少的必需成分，因此孕妇食物应多样化，不应忌口过多。

不少孕妇过了妊娠反应阶段后，食欲一好转就开始大量进食，以弥补前期的不足，这也是错误的。胎儿生长发育有自己的规律，过剩的营养只会被母体吸收，造成孕妇肥胖。最佳的体重增加方式是缓慢而又稳定地增加。在怀孕中晚期，正常体型者每周体重增加控制在 0.5kg 左右为宜。

体重增加过缓或过快，容易分娩生长落后胎儿或巨大胎儿

体重增加过于缓慢或停滞不生长，可能提示存在着胎儿生长落后，容易分娩低体重儿，这些孩子容易患多种疾病。

而孕期增重过多或过快，对于母亲和胎儿来说也不是件好事。增加过多的体重，可能提示存在着妊娠期糖尿病。对于母亲来说，体重增加过多，产后容易出现肥胖和糖尿病。而胎儿增重过快，也容易分娩出巨大胎儿（出生体重大于 4kg）。

巨大儿分娩时不容易通过产道，使剖宫产的概率增大，或分娩过程中容易出现难产、产伤，产后也容易出现新生儿低血糖。

因此，在孕期并非吃得越多越好，必要的时候可以咨询营养师来调整孕期的饮食。

小贴士

BMI 指数：即身体质量指数，是用体重（千克）除以身高（米的平方）得出的数字，是目前国际上常用的衡量人体胖瘦程度以及是否健康的一个标准。

孕早期流产，或许只是自然淘汰

受孕的过程是一个复杂而又精细的过程，任何一个环节出了问题，都会导致怀孕过程的异常，轻者可能出现发育的畸形，重者可能出现胎儿死亡，流产。

在怀孕早期（从末次月经开始算 3 个月以内）出现胚胎停育或者流产的情况还是不少的，很多朋友因此非常担心。

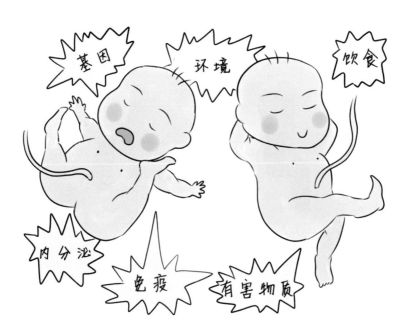

先来解释下早期流产发生的原因，大部分的早期流产都是胎儿在发育的过程中存在着遗传问题，也就是说胎儿的基因有问题，由此可能导致体内某种酶的缺

失了，或者重要脏器出现了问题，这样的胎儿到了一定的时候在母体内无法继续发育下去，以死亡的形式表现出来，在母体就表现为阴道出血，甚至组织物排出，导致流产。

这样的早期流产是优胜劣汰的过程，被淘汰了的胎儿是不好的胎儿，因此也就没有必要觉得特别惋惜。至于是什么原因导致胚胎出了问题，就不太好检查了，因此在通常情况下，没有必要、也没有可能对流产的原因进行详细排查。

如果出现 3 次以上的早期流产，则称之为习惯性流产，需要到医院找原因，医生会从染色体、内分泌、免疫功能、生殖器官的形态等多方面进行排查，但是也未必一定能找到原因。

另外一个普遍存在的误区就是，在孕期出现流产，甚至没有流产的时候，就先检查黄体功能。现在有些医院，孕期没有任何的异常情况，也给孕妇进行不必要的孕酮水平检查，而且一查肯定低，一低就开始打黄体酮针剂或者口服孕激素，这属于典型的过度诊断和治疗。孕激素仅仅对于黄体功能低下的情况是有效的，如前所述，大部分的孕早期流产都是因为孩子本身有问题，黄体酮低下是其结果，用了黄体酮也避免不了流产的发生。

从停经开始算，4~8 周之间是发生阴道出血的高危时期，如果有出血，检查血清孕酮有助于帮助判断预后。

如果检查出孕酮结果在 5ng/mL 以下，那么孩子发生流产的机会很大；如果大于 25ng/mL，是属于正常宫内孕的情况；而介于 5~25ng/mL 之间，则是属于需要进一步观察的情况，但是此时并不需要使用黄体酮，观察变化即可。

在此期间检查血 β-HCG（人绒毛膜促性腺激素），正常情况下应该会在48~72 小时内增一倍，如果达不到，提示可能会有流产或者宫外孕的可能性。此时结合超声波的检查，有助于临床医生了解可能存在的问题。

小贴士

黄体酮：又名孕酮，是由卵巢黄体分泌的一种天然孕激素，在体内对雌激素激发过的子宫内膜有显著的形态学影响，为维持妊娠所必需。黄体酮临床用于先兆性流产、习惯性流产等闭经或闭经原因的反应性诊断等。黄体酮属于处方药，需在医生指导下使用，黄体酮具有副作用，要慎用。

早期胚胎停育，70% 以上是因为胚胎本身不好

通常在正常情况下，怀孕以后不会发生阴道流血的情况，若是出现了阴道流血，即是异常的情况。造成孕早期（早期通常是指在停经以后 3 个月内）阴道出血的原因有很多，除了流产之外，还有宫外孕、葡萄胎、宫颈息肉等情况，少见的也有宫颈癌的情况。因此对于发生孕早期阴道出血，应该到医院去寻求医生的帮助，明确出血的病因。

早期流产若是发生妊娠的组织物从宫腔内排出，就会出现一阵阵的下腹痛的情况，组织物要是排干净了，通常就不再疼痛了。

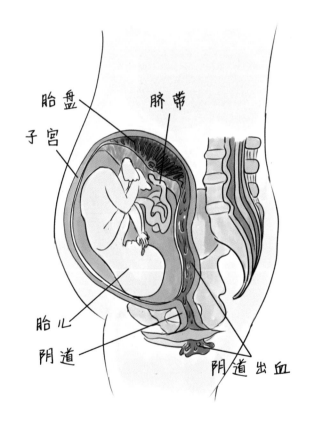

先兆流产是一个在临床上经常用到的词，指的是有合并出血或腹痛的情况。

若是医生通过阴道检查发现宫颈有扩张了，那么就说明流产是不可避免的了，医学上称之为"难免流产"。

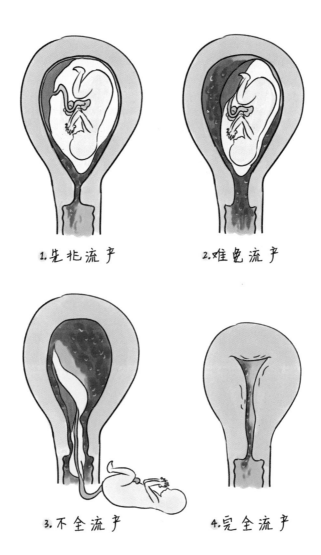

1.先兆流产　　　　　2.难免流产

3.不全流产　　　　　4.完全流产

　　不全流产是指有少量的组织已经排出了，但是仍然有部分组织物残留在宫腔内。

　　空卵是指超声上光发现有妊娠囊，但是没有胎心和胎芽的存在，是胚胎停育的一种表现。

　　也有些流产发生得比较早，还没有明显组织物可见时就出现了流产，那么就和来一次月经一样，只是从血或者尿中查到 HCG 有升高，有的时候也称之为"生化妊娠"。

　　复发性流产(过去称之为"习惯性流产"，现已不用)是指两次以上的流产发生。

绝大多数的情况下，流产是一种优胜劣汰的过程，70% 以上是因为胚胎本身不好，发育到一定程度了以后，胚胎无法再发育下去了，那么就会表现为胚胎死亡，然后被排出。有的时候，通过胚胎的染色体检查可以发现一些染色体上的异常，但是在基因层面上的缺陷，通过染色体检查也是无法查出的。

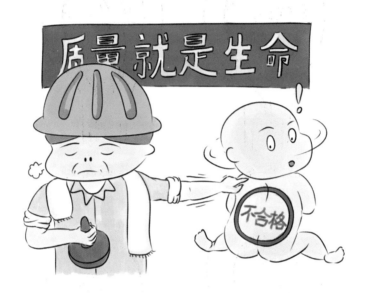

其他导致早期流产的原因还包括子宫畸形、感染、有毒有害物质暴露、放射线暴露、母亲高龄、黄体功能不全等。事实上，绝大多数的早期流产是不能找到原因的。

胚胎停止发育，胚胎死亡以后再出现妊娠组织物排出，是一个常见的临床过程。在早期可以通过血 β-HCG、孕酮以及超声来协助诊断胚胎停育。

在正常宫内孕的情况下，停经以后 4~8 周的时候，若是抽血查 β-HCG，每 2~3 天会出现增一倍的情况，若是随诊中 β-HCG 不变或者下降，那么就提示异常妊娠结果。而孕酮则相对稳定，大于 25ng/dL 的情况提示着正常的宫内孕的情况，小于 5ng/dL 出现异常妊娠（流产或者宫外孕）的可能性就比较大。

超声波检查若是发现妊娠囊超过 18mm，但是没有发现有胎芽存在，那么提示可能是存在着胚胎停育。5mm 以上的胎芽应该可以在超声上看到胎心搏动，若是没有，则也是提示着胚胎停育的可能。若是超声结果不明确，也可以通过一系列的检查，随访胎囊和胎芽的改变，正常情况下，胚胎应该每天增长 1mm。

国内现在保胎治疗普遍存在，已经有点滥用黄体酮了，第一次发生的先兆流产非常常见，用黄体酮治疗并不能改善预后，该流产的仍然会流产，黄体酮更像是安慰剂。现代医学非常强调循证，没有证据的用药是不被支持的，正因为缺乏有效的证据，WHO（世界卫生组织）不推荐对于早期流产的患者使用黄体酮进行保胎治疗，对于复发性流产的情况，则是得到支持的。

国内不少医院用的各种"保胎丸"更是缺乏严格的对照试验，大可不必使用。

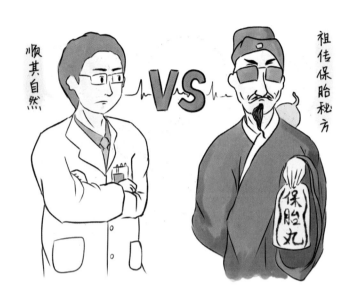

对于初次发生的先兆流产患者，我的建议通常是"顺其自然"，因为我们并不能够改善妊娠的结局，发生胚胎停育是一个自然淘汰的过程。

以前胚胎停育了，大多数情况是需要采用手术清宫来完成治疗，是手术就会存在着风险，对患者也会造成心理上的恐慌。

医学是变化的，近年来，已经有很多的研究在改变着这一传统的临床实践。近年来研究发现，只是单纯的等待就可以使 91% 的不全流产、28% 的胚胎停育的患者发生完全流产。发表在《新英格兰医学》杂志上的研究发现，一些药物，如米索前列醇可以协助 84% 的胚胎排出，这样的比例使得大部分的早期妊娠失败的病例，可以不通过手术来获得治疗，这对患者来说无疑是减少创伤的一种方法。

当然，非手术方案并非适用于每一个患者，出血多、有感染风险、诊断不明确的都不适合非手术方案。

一般而言，没有必要做什么特殊的检查，避孕 3 个月以后可以尝试再次的妊娠，一般大部分的怀孕都会是正常的，再次发生流产的概率仍然是在 15%~20% 之间。连续两次发生流产的情况当然也会存在，概率在 1%~3%。对于两次以上的复发性流产患者，有必要寻求医生的帮助。

如前所述，β-HCG、孕酮的血液检测和超声检查有助于判断本次妊娠的结局，对宫外孕的诊断也是有帮助的，但是通常不能改变妊娠结局。

作为一名医生，必须要重视这个对于女性来说很悲伤的意外事件。通常，发生流产以后，患者和家人都会经历一段时间的悲伤，有些女性甚至在流产发生之后的一年会再度悲伤。

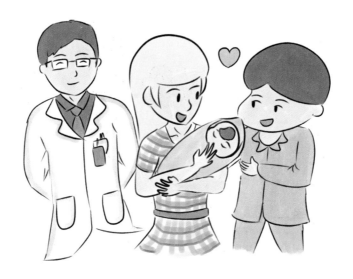

作为医生，能拯救胚胎于不流产的能力接近于 0，医生更多的是要安慰患者，给予必要的解释（这次流产的发生和自身的行为无关，更多是胚胎本身被淘汰的原因），给予未来的希望（下次大部分的怀孕都会是正常的），正如 Dr. Trudeau 所言，"有时去治愈，常常去帮助，总是去安慰"（"to cure sometimes, to relieve often, to comfort always."），这就是医生的人文关怀之所在。

小贴士

关于早期流产的一些数字

● 27% 左右的女性在妊娠早期发生过阴道出血。

● 早期妊娠阴道出血的患者发生流产的概率在 50%。

● 15%~20% 的妊娠是以流产终结。

● 绒毛下出血发生的时候，有 10% 的概率会发生流产。

● 对于超声下有胎心搏动的患者，如果出现阴道出血，其发生流产的可能性分别为 2.1%（35 岁以下）和 16.1%（35 岁以上）。

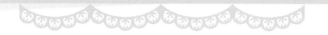

孕酮低，黄体酮和孕激素并非保胎良药

首先我想给妇产科医生们做一个科普，在孕早期对所有的孕妇进行 β-HCG、孕酮的检查是没有必要的。国内不知道是从什么时候开始，这项检查成为一个普遍开展的项目，β-HCG、孕酮的检测对于那些有孕早期不规则阴道出血的患者具有鉴别诊断和判断妊娠预后的帮助，但是对每一名孕妇都进行检测，有点过度之嫌。

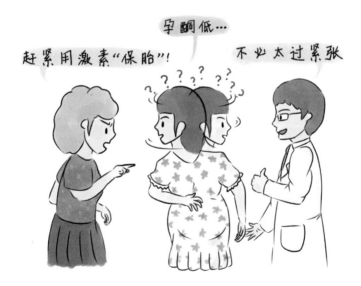

现在普遍开展筛查以后，还发现了不少"问题"，很多孕妇被诊断为"孕酮偏低"，继而要不口服孕激素，要不注射黄体酮"保胎"，这样的医疗措施似乎听起来合乎道理，低了嘛，容易发生流产，所以要进行补充，孕妇们一听，宝贝要紧，那就吃药打针吧。

事实上，这样的措施是否是合理的呢？目前并没有证据支持需要对这样的情况进行孕激素保胎治疗，这不是我说的，是全球大样本研究的结果，也是世界卫生组织的建议。孕早期流产，大多是和胚胎的遗传学因素有关。大多数流产的发生是因为胚胎无法继续生长下去，是要被淘汰掉了，这在人群中发生的概率在7.5%左右，这样的情况下孕酮低也是一种结果，不是导致流产的原因，补充孕激素保胎是无益的。目前的研究结果只是支持对有3次以上流产病史的孕妇进行黄体酮的补充治疗。

孕早期若是有阴道出血，进行 β-HCG、孕酮的检测有助于帮医生来做诊断和鉴别诊断。正常情况下，在停经以后4~8周内，β-HCG 若是间隔2~3天检查一次，会出现倍增，若是倍增不佳或者呈现下降趋势，那么提示预后不佳，有可能是流产或者宫外孕的情况；而对于孕酮的检测，单次的结果就可以来协助判断预后，通常，在比较良好的宫内孕的情况下，孕酮的结果会在 80nmol/L 以上，而孕酮结果在 16nmol/L 以下则是提示着妊娠结局不良，介于 16~80nmol/L 之间的时候意味着结局不明，需要进一步了解，因此这样的孕酮结果不能作为使用孕激素干预的指征，但是对于临床医生来说，判断预后或者鉴别诊断是有帮助的。

总之，强调一下：一是不需要对每个孕妇进行孕酮的检测，二是即便检测出孕酮低，也不需要补充孕激素。

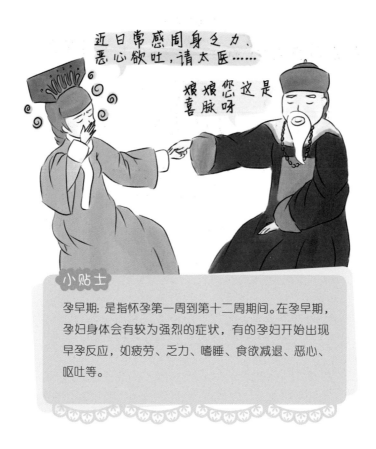

小贴士

孕早期: 是指怀孕第一周到第十二周期间。在孕早期，孕妇身体会有较为强烈的症状，有的孕妇开始出现早孕反应，如疲劳、乏力、嗜睡、食欲减退、恶心、呕吐等。

妊娠期亚临床甲状腺功能减低不用担心

甲状腺功能亢进（俗称甲亢）或者甲状腺功能低减（俗称甲低），是属于内分泌科需要治疗的疾病。这两种病通常情况下是有症状的，甲亢的患者会有心跳加快、颤抖、出汗过多、不能耐热、失眠、体重下降、大便稀薄等临床表现，典型表现是双手平举闭眼睛的时候，手指会颤抖。未能控制的甲亢患者在孕期发生高血压、心衰的概率都会比正常人群要高。甲低的患者主要表现为乏力、便秘、怕冷、肌肉痉挛、浮肿、皮肤干燥、脱发。甲低患者若是得不到系统的治疗直接怀孕，

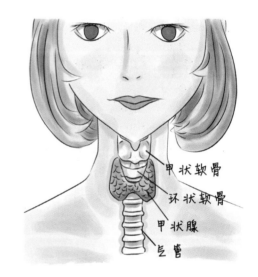

甲状软骨
环状软骨
甲状腺
气管

甲状腺解剖

发生流产、胎儿神经发育异常的机会也会增加。

无论是甲亢还是甲低，都需要在内分泌科进行系统的检查和治疗，尽可能控制甲状腺激素在正常水平以后再怀孕。或者在孕期若是需要，也可以考虑用药物来控制，安稳度过妊娠期。

诊断甲状腺功能异常，最为常见的方法是血液检查，包括垂体分泌的促甲状腺激素（TSH）和甲状腺分泌的游离 T_4。甲亢表现为 TSH 降低，游离 T_4 增高；甲低则相反，TSH 升高，游离 T_4 下降。

临床上有一种情况被称之为亚临床甲减，即 TSH 升高，而游离 T_4 在正常范围内的情况。根据亚临床甲减的定义，这样的情况在人群中应该有 5% 左右（按

照人群中 90% 的人群检测范围确定出甲状腺功能的正常范围，因此有 5% 的人群必定是在那个第 5 百分位以下的）。在 1999 年，有两个针对亚临床甲减的观察性研究，结果发现，亚临床甲减的患者分娩的新生儿智力水平较正常甲状腺功能的要低，但是这是一个观察性研究的结论（证据级别 II-2 和 II-3 级），结论是相对不那么可靠的。在 2012 年一个新的随机对照研究中发现，亚临床甲减的患者是否补充甲状腺激素，对于孩子的认知功能在 3 岁时的表现并无影响（证据级别 I 级）。因此，目前美国妇产科学院、美国临床内分泌医师协会均不推荐在全妊娠人群中进行甲状腺功能的筛查和治疗，这是截至目前最为可靠的结论。

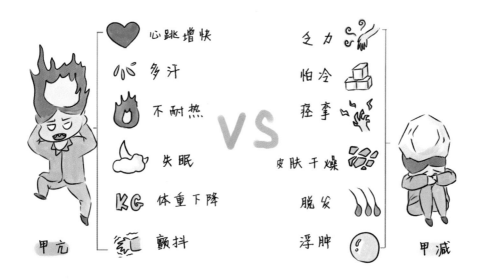

前些年，国内不少医院曾经广泛开展甲状腺功能筛查工作，并制订全国各地人群甲状腺功能的正常范围。同时，根据"TSH 升高、游离 T_4 正常"给孕妇做出亚临床甲减的诊断，并给予优甲乐进行治疗。前些年，ACOG 的意见仍然是研究结论不一，不能得出结论，但是现在有了 I 级随机对照研究的结果，大概就可以对这样的大人群筛查和亚临床甲减的诊断说"不"了。

小贴士

甲状腺：是人体内分泌系统中的最大的内分泌腺，它和神经系统紧密联系，相互作用，相互配合，被称为两大生物信息系统，没有它们的密切配合，机体的内环境就不能维持相对稳定。

宫外孕：输卵管炎症是最常见的祸首

宫外孕近年来曝光比较多，临床上遇到的概率也比较高，但很多人还是不太了解，这里详细讲解下。

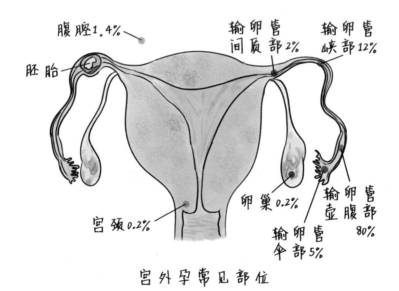

宫外孕常见部位

正常情况下，受精卵在母体的输卵管内完成受精，然后随着输卵管内纤毛的摆动，将受精卵传输到子宫腔内，在子宫内种植下来，才会继续发育下去。这个过程一旦受到影响，或者是受精卵无法被转运到子宫内，或者是在非输卵管的地方受孕，那么就有可能出现异常部位的怀孕，在医学上称之为"异位妊娠"，俗称宫外孕。

最为常见的宫外孕部位是输卵管，占了 90% 以上，其他比较少见的部位还有腹腔、卵巢、宫颈，宫角也是一个比较特殊的部位。

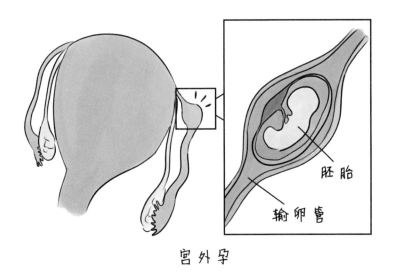

胚胎

输卵管

宫外孕

那么问题来了，宫外孕的发生是因为受精卵从输卵管向子宫的转运过程受到了外界的干扰，干扰的原因有哪些呢？最为常见的是输卵管炎症，感染导致输卵管内负责转运的纤毛功能受到了破坏，受精卵就无法被转运到子宫内，因此就在输卵管内种植下来而导致宫外孕。相对而言，得过盆腔炎症的人，容易发生宫外孕的情况。

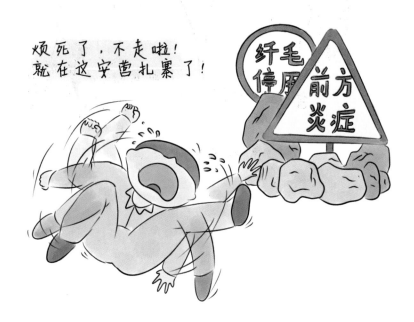

但是，很多患者出现宫外孕之前并没有任何疾病病史，也就是说，任何一个孕妇都可能会成为宫外孕的患者。

通常情况下，输卵管是无法承受日渐长大的胚胎的，到了一定的时候，就可能会导致输卵管的增粗。胚胎继续生长，可能会发生流产，严重一点会导致输卵管的破裂，导致内出血。

临床上通常用"停经、腹痛、阴道出血"来描述宫外孕的典型的临床表现，但实际上，宫外孕的临床表现千变万化。很多患者误将异常的阴道出血当作月经，有些人对疼痛不敏感，甚至可能没有太明显的腹痛症状，也有人痛到休克。

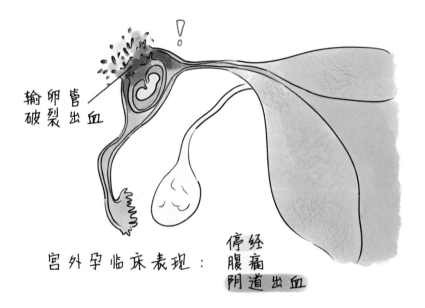

不管如何，医生需要综合多方面的信息来进行诊断。查清楚有没有怀孕的情况，对医生来说非常有助于鉴别、诊断。

此外，就医的时候一定不能向医生隐瞒病史，包括对别人来说属于隐私的性生活情况。临床上曾经遇到过患者坚决否认有性生活史，但是却被确诊为宫外孕，这样的隐瞒无助于医生的快速诊断。

医生通常情况下需要通过妇科检查、血 β -HCG、超声、穿刺等方法来进行综合判断和诊断。

一般情况下，宫外孕没有生命危险，但是有个别的宫外孕非常危险，主要原因是，不断膨胀的胚胎导致输卵管或者妊娠部位大出血，甚至有可能是特别凶险的出血。

我在 14 年的行医过程中，见过两例宫外孕特别危险的患者，一次是送到急诊室的时候血压几乎测不到了，快速到手术室进行手术，发现腹腔内已有超过3 000mL 的出血，输卵管的血管局部在汹涌渗血，快速止血以后，挽救了一条生命。

另外一次是宫角妊娠，患者在外院手术，因为出血太多，送到协和的时候已经瞳孔扩大，无法挽救了。

宫外孕类似一个定时炸弹，大部分定时炸弹没爆炸，有的炸弹小爆一下，有的炸弹却会要了命。妇科急症中，宫外孕是可能会导致生命危险的一种疾病。

说了这么多，那么宫外孕怎么治疗呢？治疗方案要因人而异，大体上可以分为保守性观察、药物治疗和手术治疗几种。

保守性治疗就是等待，在生命体征平稳，包块不太大，而且 β-HCG 持续下降的情况下，是可以选择保守观察的。如果随诊不方便，保守治疗就不合适。

药物治疗目前主要用的是化疗药物氨甲蝶呤，用药物杀死胚胎和绒毛，选择用药物治疗需要一定的标准，必须包块不太大，β-HCG 不太高，生命体征平稳，对药物也不能有过敏的情况。如果可以采用药物治疗，那么相对于手术治疗而言，不仅费用低，而且可以有更好的预后。

保守和药物治疗不合适的，就要选择手术治疗，手术目前一般是通过腹腔镜微创进行，不仅有诊断的作用，而且可以治疗。手术中可以根据生育的情况选择保守性的输卵管开窗，或者妊娠病灶清除，或者是做输卵管切除术。输卵管因为有两侧，即使切除了一侧输卵管，以后仍然是有可能怀孕的。

无论是哪种治疗方法，都要进行随诊，药物治疗或者手术治疗以后，需要每周进行 β-HCG 的监测。有的时候，即便是进行了手术，有些遗留的绒毛在身体里面再植，也会造成手术以后再次出血，因此必须要随访到 β-HCG 下降到5mU/mL 以下，才能放心。

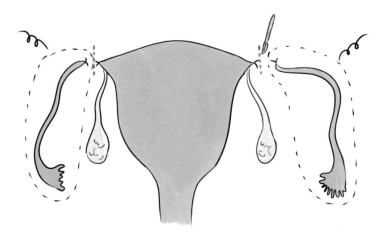

单（双）侧输卵管切除术

可能很多人会觉得宫外孕手术以后再次怀孕有危险，不敢尝试。根据以往的病例统计资料，一次宫外孕以后，再次发生宫外孕的机会在 10% 左右，较正常人要高，但是 90% 的概率仍然是正常的宫内怀孕。

如果有多次宫外孕的情况，另外一个选择就是切除双侧输卵管，以后再考虑试管婴儿的方法。

因为宫外孕往往和盆腔的炎症有关，这些人群发生不育的比例相对来说也就比较高。但这和宫外孕的治疗无关，和本身的基础疾病相关。

所以，女性要注意性生活的健康，减少外来感染及盆腔炎的机会，这样，相对来说，宫外孕的可能性也会少些。

对于已经发生过宫外孕的患者，目前没有预防再次宫外孕的方法，除非切除双侧输卵管，采用试管婴儿。但是对于单次的宫外孕，没必要采用这样激进的治疗方式。

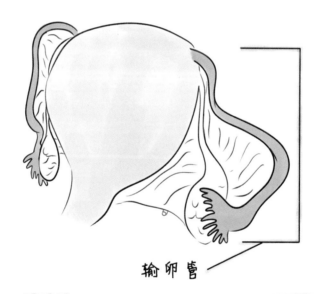

输卵管

小贴士

输卵管：为一对细长而弯曲的管，位于子宫阔韧带的上缘，内侧与宫角相连通，外端游离，与卵巢接近，全长为 8~15cm。

唐筛：你需要了解的知识（上）

　　唐筛是每个孕妈妈都要面对的问题，由于科学发展还不完善，这些不能给出确定结论的"筛查"方法，反而会让很多孕妈妈心情焦虑，难以抉择。首先想跟各位孕妈妈说，怀孕其实也是大自然的试错过程，总有这样那样不太好的概率，为了防止这微小概率出现在一个家庭里变成100%的痛苦，所以还是要对所有孕妇进行排查。希望你能按时产检，也请相信小宝宝的能量。

高危因素

　　孕妇年龄大于35岁的单胎妊娠

　　孕妇年龄大于31岁的双卵双胎妊娠

　　夫妇中一方染色体异位

　　夫妇中一方染色体倒置

　　夫妇非整倍体异常

　　前胎常染色体三体史

　　前胎X染色体三体

　　前胎染色体三倍体

　　妊娠早期反复流产

　　产前超声检查，发现胎儿存在严重的结构畸形

风险

　　唐氏综合征发病率为 1 : 60~1 : 800。

局限性

医学具有局限性，唐筛结果不是诊断，只是风险的评估（不论孕早期唐筛、孕中期唐筛还是无创产前 DNA 检测），最终确诊仍要靠产前诊断（如羊水穿刺）。

检出率

孕早期唐筛更高	VS	孕中期唐筛
无创更高	VS	传统唐筛
羊水穿刺最高	VS	其他方式

评估

检出"高风险"，不表示一定是唐氏综合征。

检出"低风险"，不表示一定没有唐氏风险。

筛查方法

传统唐筛（血清学、超声检测）

除了能筛查 21、18、13 染色体三体异常外，还能筛查其他染色体结构异常、多种结构畸形和遗传病的风险。

无创产前 DNA 检测（NIPT）

目前仅适用于筛查 21、18、13 染色体三体异常，并且作为一种筛查方法，结果呈阳性后仍需行羊水穿刺确诊。

建议

① 进行孕早期联合筛查。正常情况下，做了孕早期唐筛之后，就无须进行孕中期唐筛，但是由于孕早期唐筛检查的血清学指标不包括甲胎蛋白（AFP），可以在孕中期抽血检查甲胎蛋白或者在孕中期超声大畸形筛查时，仔细排除神经管缺陷的可能性。

② 如果孕妈妈错过了孕早期联合唐氏筛查，孕中期唐筛可以作为补救措施。

③ 传统唐筛结果是高风险，不需重复筛查（除非出现孕周错误），可根据情况选择无创产前 DNA 检测或者直接进行羊水穿刺。选择无创产前 DNA 检测

的孕妈妈若是结果阳性，仍需行羊水穿刺。

④ 无创产前DNA检测由于检测费用高、筛选范围窄，目前还没有全面推广，只能作为"高级筛查"。随着技术及应用的进步，当NIPT的费用降低到一个平衡点的时候，NIPT可能会代替血清学"唐筛"检查。

经济条件允许的，可以直接选择"无创"作为一线筛查方案，但后续仍需要配合超声等产检，监测胎儿其他畸形问题。

⑤ 孕早期联合筛查是多胎妊娠产前染色体异常，甚至是结构异常最适用的主要方法。目前，国内有些第三方机构开展了双胎NIPT检测，但是结果准确率较单胎有所下降，出现阳性结果也无法判断是哪个胎儿可能存在问题，且若双胎中有一胎儿宫内死亡并未发现，检测时会导致假阳性结果的出现，需要后续结合超声及产前诊断再做决策。

小贴士

唐氏综合征：正常人有23对染色体，共46条。唐氏综合征，属于非整倍体染色体异常，大多并非由家系遗传而来，即胎儿的21号染色体多了一条，故又称21-三体综合征。

唐筛：你需要了解的知识（下）

让每个孕妇都去做有创性产前诊断也是不合适的，因此需要对所有孕妇尽可能提供准确方便的产前唐氏筛查，筛选出具有明确产前诊断指征的孕妇再去进行穿刺，这样既可避免浪费大量人力、物力，也可减少孕妇的焦虑情绪和降低妊娠失败的风险。

孕早期唐筛

母体血清学检查或（及）NT 检查（胎儿颈项透明层）

时间：
在妊娠 $11\sim13^{+6}$ 周进行

优点：
① 无创性检查，仅需抽取孕妇外周血。
② 价格低廉。
③ 除了可以评估唐氏综合征风险（21-三体综合征），血清学指标和 NT 筛查还可用于预测其他染色体异常、多种结构畸形和遗传病的风险。

局限：
① 对孕周要求严格，需在妊娠 $11\sim13^{+6}$ 周进行。
② NT 检查技术要求高，有些医院无法进行，另外对胎儿的姿态有要求。
③ 仅针对 21-三体综合征、18-三体综合征、13-三体综合征及神

经管缺陷计算患病风险，对于其他的染色体数目和结构异常无法给出具体的风险值。

④ 预期的染色体异常检出率为 60%~90%，假阳性率为 3.5%~8%（因筛查策略不同而异，联合筛查检出率较高）。

适用人群：
所有单胎、双胎妊娠孕妇。对于三胎妊娠或以上、有一胎胎死宫内的孕妇，可进行 NT 检查，但不进行血清学检查。

筛查项目：
【血清学筛查唐氏综合征方案】母体血清学检查（HCG+PAPP-A）。
【孕早期联合唐氏筛查】NT 检查（胎儿颈项透明层）+ 母体血清学检查（HCG+PAPP-A）。

注意事项：
血清学检查时需空腹，抽取外周血，B 超确定孕周，确定抽血当天的体重。

筛查结果：
高风险孕妈妈（风险率 ≥ 1/270）
预产期年龄 ≥ 35 岁，医生一般会建议直接进行羊膜腔穿刺检查。
临界高风险孕妈妈（风险率 1/270~1/1 000）
有条件的，可以考虑无创产前 DNA 检测（NITP）。
低风险孕妈妈（风险率 ＜ 1/1 000）
一般不需要进行羊膜腔穿刺及其他唐氏筛查，大部分孕妇属于这一类，但是如果心情忐忑、焦虑，有条件者也可以考虑进行无创产前 DNA 检测（NITP）。

孕中期唐筛

母体血清学检查

时间：
在妊娠 15~20^{+0} 周进行，最佳检测孕周为 16~18 周。

优点：

① 无创性检查，仅需抽取孕妇外周血。

② 价格低廉。

③ 除了可以评估唐氏综合征风险（21-三体综合征），血清学指标还可用于预测其他染色体异常、多种结构畸形和遗传病的风险。

局限：

① 对孕周要求严格，需在妊娠 15~20^{+0} 周进行。

② 尽管是目前国内多数医院筛查唐氏的主要方法，但孕妇血清因受多种因素影响，致使此唐氏筛查的假阳性率较高、准确率较低（有文献建议，"孕中期唐筛"应成为错过孕早期唐氏筛查的补救措施，而非主要的唐氏筛查方法）。

适用人群：

预产期时年龄小于 35 岁、错失孕早期联合筛查的单胎孕妇。

筛查项目：

血清学筛查唐氏方案：中孕期母体血清学筛查（AFP+β-HCG+uE$_3$）。

注意事项：

血清学检查时需空腹、抽取外周血、B超确定孕周、确定抽血当天的体重。

筛查结果：

高风险孕妈妈（风险率 ≥ 1/270）。

预产期年龄 ≥ 35 岁，医生一般会建议直接进行羊膜腔穿刺检查。

临界高风险孕妈妈（风险率 1/270~1/1 000）

有条件的，可以考虑无创产前 DNA 检测（NITP）。

低风险孕妈妈（风险率 < 1/1 000）

一般不需要进行羊膜腔穿刺及其他唐氏筛查，大部分孕妇属于这一类，但是如果心情忐忑、焦虑，有条件者也可以考虑无创产前 DNA 检测（NITP）。

无创性胎儿染色体非整倍体检测（noninvasive prenatal testing, NIPT），又称 "无创产前 DNA 检测"。

时间：

在妊娠期 12~26^{+6} 周进行，最佳检测孕周为 12~22^{+6} 周。

优点：

① 无创，仅需抽取孕妇外周血。

② 筛查 21- 三体综合征（唐氏综合征）准确率 99% 以上，假阳性率 0.05% 左右。

局限：

① 目前价格偏贵，在 3 000 元左右。

② 只是产前筛查手段，并不能代替最终介入性产前诊断染色体核型分析。

③ 目前只能对 21- 三体综合征（唐氏综合征）、18- 三体综合征（爱德华氏综合征）和 13- 三体综合征（帕陶氏综合征）进行分析，其他染色体异常疾病尚无法筛查。

适用人群：

① 血清学筛查、影像学检查显示为常见染色体非整倍体临界风险（即 1/1 000 ≤ 唐氏综合征风险值 ≤ 1/270，1/1 000 ≤ 18- 三体综合征风险值 ≤ 1/350）的孕妇。

② 有介入性产前诊断禁忌证的孕妇（先兆流产、发热、有出血倾向、感染未愈等）。

③ 就诊时，孕妇为 20^{+6} 周以上，错过血清学筛查最佳时间或错过常规产前诊断时机，但要求降低 21- 三体综合征、18- 三体综合征、13- 三体综合征风险的孕妇。

④ 珍贵儿妊娠、对介入性产前诊断极度焦虑的孕妇，知情后拒绝介入性产前诊断。

慎用人群：

① 早中孕期产前筛查高风险（风险率 > 1/50），孕产期年龄 ≥ 35 岁的高龄孕妇以及有其他直接产前诊断指征（产前 B 超检测异

常，包括早孕颈项透明层厚度大于 3.5mm，早中孕超声发现任
何胎儿结构异常、羊水量的异常、严重的胎儿宫内生长受限等）
的孕妇。

② 核查后筛查时孕周＜ 12 周的孕妇。

③ 高体重（体重大于 100kg）孕妇。

④ 通过体外受精——胚胎移植方式（IVF-ET）受孕的孕妇。

⑤ 双胎及多胎妊娠的孕妇。

⑥ 合并恶性肿瘤的孕妇。

不适用人群：

① 染色体异常胎儿分娩史，夫妇一方有明确染色体异常的孕妇。

② 孕妇 1 年内接受过异体出血、移植手术、细胞治疗或接受过免疫
治疗等。

③ 胎儿影像学检查怀疑胎儿有微缺失、微重复综合征或其他染色体
异常可能的。

④ 各种基因病的高风险人群。

 注

美国妇科 & 产科协会（ACOG，2015）
与国际产前诊断学会（ISPD，2015）指南：

ACOG 建议，在正常妊娠时，低风险人群最适宜的一线筛查仍应选择
"传统筛查方法"。ISPD 提出 3 种 NIPT 应用模式，一是用于所有孕
妇的一线筛查方法；二是在其他筛查结果为高危时进一步评价风险；
三是其他筛查高危则直接建议行介入性产前诊断，而临界风险则建
议行 NIPT 再评价。

此外，对于双胎妊娠，尽管 ACOG 充分肯定现有证据，但不建议用于
包括双胎妊娠在内的多胎妊娠，而 ISPD 仅在三胎或以上的多胎妊娠
时才不建议应用 NIPT。

筛查原理：
采集孕妇外周血中的胎儿游离 DNA 进行检测和分析，用以筛查胎儿
染色体数目异常疾病，目前发病率较高的 21- 三体综合征（唐氏综
合征）、18- 三体综合征（爱德华综合征）和 13- 三体综合征（帕
陶综合征）都在其检测范围内。

筛查结果：

> 阳性结果，也可能会出现假阳性，医生一般会建议继续进行羊膜腔穿刺检查。

> 阴性结果，一般不需要进行羊膜腔穿刺检查，但并不能完全排除胎儿异常的可能，要保证按时产检。

NIPT 检测也存在失败、无结果、结果不确定的可能性，其原因可能与孕妇体重（肥胖）、孕周乃至实验室操作常规有关。但需要强调的是，重复取样后，仍有检测失败的可能。

此外，近期研究结果提示，检测失败与胎儿部分非整倍体类型、三倍体可能相关，有必要进一步进行遗传咨询、密切监测超声，综合评判，决定进一步后续检查。

注意事项：

① 无须空腹采血。

② NIPT 检测胎儿组分需要满足一定的量，但孕期太早（12 周以前）或孕妇肥胖，都会导致胎儿游离 DNA 组分偏低，出现假阴性结果，所以检测前需超声确定孕周。

③ NIPT 不能替代孕早期的超声检查，因为超声可以准确评估孕周、测量 NT 来评估胎儿染色体异常的风险、确定胎儿数量、胎盘异常及先天畸形等。

④ 对于双胎妊娠，尽管美国妇科 & 产科协会（ACOG）充分肯定现有证据，但不建议用于包括双胎妊娠在内的多胎妊娠，而国际产前诊断学会（ISPD）仅在三胎或以上的多胎妊娠时才不建议应用 NIPT。目前，国内有些第三方机构开展了双胎 NIPT 检测，但是需要明确，结果准确率较单胎有所下降，出现阳性结果也无法判断是哪个胎儿可能存在问题。且若双胎中有一胎儿宫内死亡并未发现，检测时会导致假阳性结果的出现。需要后续结合超声及产前诊断再做决策。

⑤ NIPT 不能评估胎儿神经管畸形和腹壁缺损风险，对未接受中孕期血清学筛查而直接进行 NITP 的孕妇，应当在孕 $15\sim20^{+6}$ 周期间检测甲胎蛋白（AFP）和进行超声评估。

⑥ 由于 NIPT 技术的临床应用还在评估规范中，尚无完全统一的标准。

有创介入性产前诊断手术包括绒毛膜取材术、羊膜腔穿刺术和经皮脐血管穿刺术，分别在孕 10~12 周、16~21 周、18 周以后进行。以羊膜腔穿刺术（羊水穿刺）应用最多。

产前诊断金标准：
羊膜腔穿刺术

时间：
在妊娠期 16~21 周进行。

优点：
能检测所有的染色体数目异常和大片段的染色体结构异常，是目前胎儿染色体疾病产前诊断的"金标准"。

局限：
① 有创介入性检查。
② 一般情况下是比较安全的，但仍存在个别孕妇穿刺失败、出血、羊水渗漏、感染、流产的可能，也有损伤胎儿的可能性。羊穿的总体胎儿流失率大约为 0.5%。
③ 个体差异可能导致细胞培养失败，不能保证 100% 成功，有再次取材的可能。
④ 不能诊断染色体微小结构改变、单基因遗传病、多基因遗传病、环境以及药物导致的胎儿宫内发育异常。

适用人群：
① 预产期时孕妇年龄 ≥ 35 岁的孕妇。
② 21- 三体综合征、18- 三体综合征等产前筛查为高风险的孕妇。
③ 产前 B 超检查怀疑胎儿可能有染色体异常的孕妇。
④ 前次怀孕有过染色体异常胎儿、单基因病或先天性代谢病患儿的孕妇。
⑤ 夫妇一方为染色体异常携带者。
⑥ 其他需要抽取羊水标本检查的情况等。

禁忌人群:

① 晚期先兆流产。

② 术前两次测量体温(腋温)高于 37.2 ℃。

③ 有出血倾向(血小板 ≤ 70x10⁹/L,凝血功能检查有异常)。

④ 有盆腔或宫腔感染征象。

⑤ 无医疗指征的胎儿性别鉴定。

注意事项:

① 为有创介入性检查,可能会造成流产或胎儿损伤,需要仔细参考医生建议,慎重决断。

② 羊穿不需要麻醉,因为没有想象的那么痛,基本和打针的疼痛程度差不多。

绒毛取材术

时间:

在妊娠期 10~12 周进行。

优点:

诊断胎儿染色体异常疾病。

局限:

① 有创介入性检查。

② 一般情况下,是比较安全的,但仍存在个别孕妇穿刺失败、出血、羊水渗漏、感染、流产的可能,也有损伤胎儿的可能性,术后一周内的胎儿流失率小于 1.5%。

适用人群:

① 预产期时孕妇年龄 ≥ 35 岁的孕妇。

② 21- 三体综合征、18- 三体综合征等产前筛查为高风险的孕妇。

③ 前次怀孕有过染色体异常胎儿、单基因病或先天性代谢病患儿的孕妇。

④ 夫妇一方为染色体异常携带者。

⑤ 其他需要抽取绒毛标本检查的情况等。

禁忌人群：

① 晚期先兆流产。

② 术前两次测量体温（腋温）高于 37.2 ℃。

③ 有出血倾向（血小板 ≤ 70x10^9/L，凝血功能检查有异常）。

④ 有盆腔或宫腔感染征象。

⑤ 无医疗指征的胎儿性别鉴定。

注意事项：

为有创介入性检查，可能会造成流产或胎儿损伤，需要仔细参考医生建议，慎重决断。

经皮脐血管穿刺术

时间：

在妊娠期 18 周以后进行。

优点：

诊断胎儿染色体异常疾病。

局限：

① 有创介入性检查。

② 一般情况下是比较安全的，但仍存在个别孕妇穿刺失败、出血、羊水渗漏、感染、流产的可能，也有损伤胎儿的可能性，术后一周内的胎儿流失率小于 2%。

适用人群：

① 胎儿核型分析。

② 胎儿宫内感染的诊断。

③ 胎儿血液系统疾病的产前诊断及风险估计。

④ 其他需要抽取脐血标本检查的情况。

禁忌人群：

① 晚期先兆流产。

② 术前两次测量体温（腋温）高于 37.2 ℃。

③ 有出血倾向（血小板 ≤ 70x10^9/L，凝血功能检查有异常）。

④ 有盆腔或宫腔感染征象。

⑤ 无医疗指征的胎儿性别鉴定。

注意事项：

为有创介入性检查，可能会造成流产或胎儿损伤，需要仔细参考医生建议，慎重决断。

小贴士

唐氏儿表现为身材矮小，智力低下，并常伴有脏器先天缺损及严重的并发症，如心脏病、白血病等，每个孕妇都有分娩"唐宝宝"的可能。

由于患儿出生后亦无法治愈，目前唯一有效减少此种出生缺陷发生的方法就是进行产前筛查和产前诊断，预防这种疾病患儿的出生。

孕期如何安全用药?

"医生，我怀孕了，可是之前不知道。怀孕前，我刚刚吃了一颗感冒药，这个孩子可以要吗？"

"我得了甲亢，现在怀孕了，是否需要停药？"

这些问题是妇产科医生经常被提问到的问题，也是新妈妈们经常关注的一个问题。怀孕期间用药到底哪些是安全的，哪些是危险的？

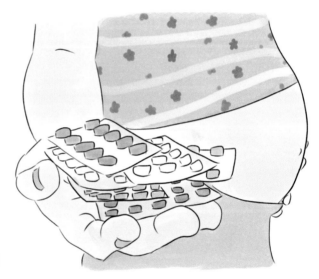

我们先来了解一个叫"全或无"的效益，它是指从受精开始的两周内，药物对胚胎的影响是：要么导致胚胎的流产，要么就是什么也影响不到。受精一般是发生在两次月经中期，如果月经是28天一次的话，那么"全或无"的效益大概是月经一个月以内，如果在不知道怀孕的情况下服用了药物，不必太紧张，如果孩子存活下来了，那一般就没有什么问题。

那么在两周之后，药物对孩子是否有影响呢？我们就需要大概了解一下美国食品与药品监督局（FDA）对于药物的妊娠期分类。要说明一个药物对胚胎是否有影响，需要看它在动物试验和人类研究中的结果。FDA 将所有的药物分为 A、B、C、D、X 几类。

A 类

对照研究没有发现在孕早期（在妊娠中晚期也无风险证据）会对人类胎儿有风险，对胎儿的损伤可能性看上去很小。

B 类

动物生殖学研究没有发现胎儿存在风险，当时无人类怀孕妇女的对照研究结果；或者动物生殖学研究显示有不良影响（不仅仅是生育能力的下降），但是在人类妇女孕早期的对照研究中没有得到证实（在妊娠中晚期也无风险证据）。

C 类

动物研究显示对胎儿有不良影响（致畸作用或杀胚胎作用等），但是在人类怀孕妇女没有对照研究，或者没有人类和动物研究的资料，只有当胎儿潜在的益处大于潜在的风险时才可以使用该药物。

D 类

有确切的证据显示对人类胎儿有风险，但是为了孕妇的获益，这些风险是可以接受的（例如，在生命危急的时候使用该药物，或者是病情严重无法使用安全的药物或者安全的药物无效果时）。

X 类

动物或人类的研究显示存在胎儿畸形，或者人类的经验显示对胎儿有风险或二者都有，怀孕妇女使用该药物的风险明显大于任何可能的益处。该药物怀孕妇女或者可能怀孕的妇女应禁忌使用。

几乎任何一种药物都可以检索到其 FDA 分类，知道其分类了以后，我们就好回答患者的问题了。

比如说一个朋友告诉我，她月经不规律，在停经 40 天的时候发现怀孕了，在 35 天左右的时候，服用了呋喃旦定片治疗泌尿系感染，问我是否可以继续要小孩。因为月经不规律，可以先用超声来确定孕周，如果实际孕周小于 4 周（计算孕周都是从末次月经开始算的），那就没有问题。如果不知道目前的孕周，或者说目前超过了 4 周，那就需要查询呋喃旦定的妊娠期分类。

查国内的资料，没有发现有呋喃旦定的 FDA 妊娠期分类，在药物说明书内是用"慎用"来表示的。改用其英文名字 Nitrofurantoin 在 Google 里面检索，查到的结果是 Pregnancy Cat. 是 B，那就不用管她是否是在胚胎两周内了，B 类药物在整个孕期是安全的。

同理，对于妊娠前就有一些合并症的患者，譬如甲亢，在怀孕的时候是否需要继续用药呢？我们来查一下丙硫氧嘧啶（俗称丙嘧），是 D 类药物，是属于对胎儿有潜在风险的。如果甲亢未控制，甲亢疾病本身对母体和孩子的影响超过了药物对孩子的影响，那么在这个时候，就需要考虑在孕期继续用药来控制甲亢，除非甲亢已得到控制，内科医生建议可以不用药观察。当然孕期的情况可能会发生改变，有些患者病情在孕期会加重，有些患者会缓解，因此孕期如果有合并症的患者，往往需要多科联合来管理患者，决策用药。该道理同样适用于怀孕期的感冒患者。

中药或者中成药没有严格设计的临床试验的结果，因此对于胚胎的影响无法用 FDA 的分类标准来进行评估，这是一个欠缺。看下药物说明书或者咨询下中医医师，也许会有帮助。

小贴士

妊娠周期：临床将妊娠分为 3 个周期：妊娠 13 周末以前称为早期妊娠；第 14~27 周末称为中期妊娠；第 28 周及以后称为晚期妊娠。

孕期营养总体原则

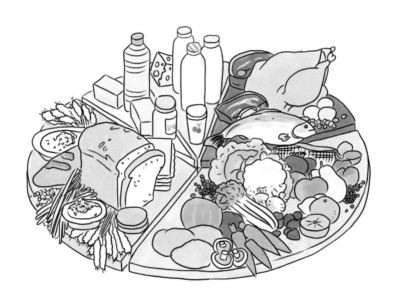

　　① 各种营养素的供给应充足。食物中所包含的各种营养素是良好营养的物质基础。如膳食中营养素摄入的量不够，即使再好的膳食也不能够提供良好的营养。

　　② 食物多样化，避免偏食。每一种天然的食物都有自己的营养素特点，其营养素不会包罗万象。所以，我们每日所需要的营养素应从多种食物中摄取才能够保证营养全面。偏食很可能会漏掉或减少某种或某几营养素的摄入。所以我们提倡食物品种的多样化。

　　③ 食物以清淡为主，不要摄入过多的糖、盐和油。糖、盐和油也能够提供我们所需要的营养素。但过多的糖、盐和油是有害无益的。过高摄入糖可能会导

致体重增长过快，也可能会诱发妊娠期血糖过高。摄入过多的盐可以加重妊娠期水肿及妊娠期高血压。饮食中油脂过多同样会引起体重增加过多，并可能导致血脂异常。所以，孕期应选营养丰富的较清淡饮食。

④　摄入充足的水分。建议孕期最好的饮用水是矿泉水或白开水。也可以喝一些鲜果汁，但应控制好，不要过多。

⑤　少食多餐。怀孕时比较容易饥饿，所以除3次主餐外，最好应有2~3次加餐，可安排在早午餐之间、午晚餐之间和睡前。

⑥　新鲜的蔬菜、水果。为孕妇和胎儿提供维生素、矿物质和微量元素以及膳食纤维。但应注意水果的量不宜过多。正常的孕妇每日摄入也不要超过半斤。

⑦　少吃快餐及方便食品。快餐及方便食品的特点是食用方便、省时，比较适用于出差旅游等情况下选用。但这些食品的营养素比较单一，脂肪较多，有时还含有防腐剂、抗氧化剂等食品添加剂。所以不太适合孕期食用。

⑧　腌制、腊制、熏制食品、松花蛋等应少吃。腌制、腊制、熏制食品及制成松花蛋等都是长期保存食品的一种方法，而且这类食物都有一些特殊的风味，所以很受欢迎。这种加工方法在没有冰箱的年代显得意义非凡，但这些食物在加工过程中损失了很多营养素，尤其是维生素类，而且在制作过程中可能还会有一些不利于健康的物质生成。所以，孕期最好尽量少食用这类食品。

⑨　碳酸饮料及可乐型饮料应少用。碳酸饮料是一种用化学原料兑成的饮料，而不是天然食品。里面含有香精、色素及糖或糖精等物质。可乐型饮料含有很高的磷酸、糖及咖啡因，所以不适于孕妇选用。

⑩　动物肝脏。动物肝脏营养丰富，应每周吃1~2次，但不可食用过多，以免过量。

⑪　牛奶及奶制品。牛奶及奶制品中含有优质蛋白质及吸收率很好的钙，所以应每日摄入250~500g。

⑫　怀孕期间不可以减体重，不要饮浓茶，可以适量饮用咖啡。

给
身体的
情书

原协和医院
妇产科副主任医师
的行医笔记

Part3

分娩

看看哪种分娩方式适合你

不管医学多发达，生孩子都是件大事

有一次去一家妇幼保健院做学术讲座，没想到快结束的时候，主任告诉我来了急诊，是一位重度妊高征的孕产妇，上午抢救了半天，最终是以呼吸心跳停止，产妇死亡为最终结果。这是一位年仅 29 岁的孕产妇，来自于当地某县，怀孕快足月，没有做过一次产检，来的时候就血压高至 22.7/16.0kPa。主任为没有抢救过来一个年轻的生命潸然泪下。

这是我当医生以来经历的第 4 次孕产妇死亡事件了，第一次是妊娠合并心脏病，在手术台上没有抢救过来。另外两次是产后出血和宫外孕内失血，送到急诊室来的时候都是已经瞳孔散大，医生回天乏力。

怀孕生孩子其实是一件有潜在危险的事情，在以前孕产妇死亡是一个常见事情，常见到什么程度，看看过去的电影就知道，经常有女性因为难产或者产后出血死亡的。现在看看非洲国家的孕产妇死亡率，接近 2 000/10 万（医学上通常是用 10 万作为基数来表示的），换而言之，每 50 个孕产妇中就有一个会死亡，这无异于是一道鬼门关。

现在我们国家孕产妇死亡的数字是在 23/10 万，地区之间差异明显，发达地区可以到 8/10 万，而在不发达地区仍然比较高。23/10 万换算成为另外一个比例其实也是很吓人的，也就是说大概每 4 000 个孕产妇中会有一个出现死亡。很遗憾，现在的医学不是万能的，即便是在发达国家，孕产妇的死亡率仍然不是 0。

孕产妇的死亡和肿瘤患者死亡是不同的概念，这些孕产妇通常比较年轻，很多人没有顽固的合并症存在。一个孕产妇面对的是两个家庭，本来怀孕是一件愉快的事情，但是变成了悲剧，对双方家庭都是巨大的创伤。

很多的情况下，孕产妇的死亡通过努力是可以避免的。因此，无论是世界卫生组织还是国家卫生部门对孕产妇死亡问题都非常重视。联合国还把降低孕产妇死亡率作为一个重要的目标列在 2000 年的发展计划中。

导致孕产妇死亡的原因有很多，常见的问题有产后出血、妊娠高血压综合征、内科合并症、血栓栓塞性疾病、宫外孕、羊水栓塞、产褥感染。

如何让怀孕分娩变得更加安全呢？以下是我给大家的一些建议。

① 需要重视产前检查，要重视！重视！再重视！正规的产前检查是一个筛查出孕期各种问题所在的过程。比如说妊娠期高血压疾病在不少女性人群中都会发生，通常是在孕后期出现高血压、浮肿的情况，正规的产前检查，每次都需要检查血压和尿蛋白，及时发现妊娠期高血压的问题并进行及时干预，有助于降低妊娠期的风险。

② 注意孕期的体重管理，传统观念认为，生一个大胖小子是健康的表现，殊不知孩子的出生体重越大，对孕妇越是一个挑战。产道就这么宽，孩子越重，生下来就越不容易，发生难产、产后出血、阴道撕裂、孩子分娩过程中受损伤的机会就越大，要想让孩子健康，请先管理好自己的体重。不要被老人家的传统观念所误导了，为了自己孕期的安全，一定要避免体重过度增加。

一般正常体重的女性在整个怀孕过程中体重增加不要超过 12.5kg，而前 3 个月一般体重增加不应该超过 2.5kg，如果体重控制有困难，建议找营养科的医生进行咨询。孩子体重若是可以控制在 3kg 以内，分娩会顺利得多。

③ 若是在怀孕前有一些内科合并症存在的，在怀孕前请务必咨询医生，看看自己的身体条件是否允许怀孕。在怀孕的过程中，除了自己的身体，还要承担着一个增大了的子宫、胎盘和孩子的供血，若是心脏功能之前就有问题，增加的负担往往会让心脏无法承受妊娠，此时应该要避免怀孕。

小贴士

产妇死亡原因：1996 年，中国孕产妇主要死因构成中，排在前 3 位的疾病依次为产科出血（47.9%）、妊娠期高血压疾病（12.9%）和羊水栓塞（6.8%）。2010 年的顺位是产科出血（27.8%）、妊娠期高血压疾病（12.3%）和心脏病（10.9%）。虽然产后出血的构成比明显下降，但是它仍是造成孕产妇死亡的首位原因。

剖宫产好还是自己生好?

剖宫产在过去是为解决难产的问题而出现的一个医疗措施,在过去还没有剖宫产的时候,人类分娩只有阴道分娩这一条路。之后又出现阴道助产,就是采用胎儿吸引器或者产钳辅助孩子出来,再后来剖宫产方法出现。在过去,因为手术技术和感染控制还不成熟,剖宫产是一个相对来说比较危险的操作。我曾经调查过60多年之前医院的数据,剖宫产率大概也只有5%,在那个时候,剖宫产大概就是一种解决极端困难情况的一个医疗措施。

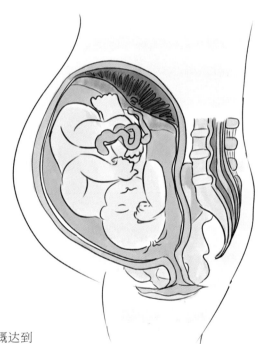

现在呢?我们全国的剖宫产率大概达到了48%的水平(来自于几年前LANCET的一篇调查数据),也就是大概有一半的人采取了剖宫产的措施,过高的剖宫产率有很多背后的问题,不是一句话可以说得清楚的,有技术的因素,也有社会的因素,但是无论如何这是一个值得重视的问题。

当女士们问到剖宫产好还是自己生好的时候,我首先可以肯定的是,若能够自己生,当然是选择自己生,剖宫产和做一个外科手术是相当的,手术必然会面

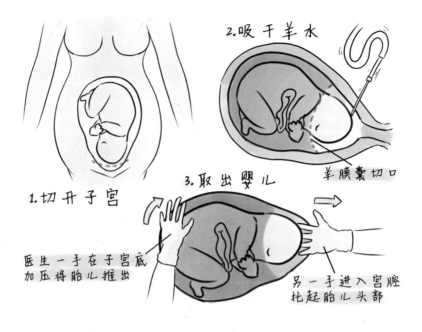

2.吸干羊水

1.切开子宫

羊膜囊切口

3.取出婴儿

医生一手在子宫底
加压将胎儿推出

另一手进入宫腔
托起胎儿头部

临着出血、感染、伤口愈合等问题。从远期而言，也会有出现再次妊娠子宫破裂、盆腔粘连、疤痕妊娠、切口子宫内膜异位症、剖宫产憩室等问题，不要轻易地把剖宫产和阴道分娩等同起来，手术以后身体恢复相对来说也会慢些。

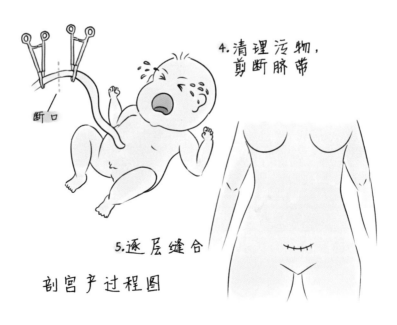

4.清理污物，
剪断脐带

断口

5.逐层缝合

剖宫产过程图

现在从医学角度来说，有些情况是为了解决分娩的困难，降低并发症的情况，以下情况是需要考虑选择剖宫产的。

1.胎位异常

2.骨盆异常

3.胎盘早剥

4.前置胎盘

5.胎心率异常

难产：通常是属于产程进展不顺，分娩进行到一半的时候，医生评估认为不再适合阴道分娩。这种情况还是经常存在的，请信任你的医生，医生不是神，不是可以100%预测成功的。每个医生都希望你可以顺利进行阴道分娩，若是半道改分娩方式，也是为了你的情况考虑。经常听到"早知道要受两茬罪，不如……"的抱怨，请相信我们医生绝对是和你站在一条战壕里面的战友，而非要加害你的敌人。医学难以预测。

胎位异常：臀位现在已经明确是一个需要剖宫产的情况，有研究证实，臀位分娩新生儿出现并发症的情况要更高些，所以目前对于臀位通常是采用剖宫产的方式来终止妊娠。其他异常的胎位如横位是相对来说比较罕见的情况。

骨盆异常：这个需要产前进行评估，一些骨盆内聚的或者畸形的情况，不容易自然分娩，需要考虑剖宫产终止妊娠。

胎盘异常：前置胎盘等情况在分娩的时候容易发生大出血，胎盘早剥的时候容易发生胎儿风险、母体出血和子宫问题，医生通常是会选择剖宫产降低自然分娩的出血风险。

胎儿异常情况：如果在分娩过程中出现了胎心率的危象，也需要实施紧急剖宫产。

当然，除了上述常见的情况之外，还有些其他需要剖宫产的情况，但是无论如何，现在全国48%的平均剖宫产率还是过高了，医学界还需要继续努力降低这个比率。

总而言之，剖宫产不是一种正常的分娩途径，切不要把剖宫产和自然分娩当作可以二选一的分娩方式，是否满足剖宫产的指征由医生来决定，若是需要剖宫产的，选择剖宫产，不需要剖宫产的，尽量自然分娩。没有任何医学的指征就考虑选择剖宫产，毫无疑问是没有道理的。

阴道分娩有什么问题呢？相对而言，这是一个比较自然的过程，经过狭窄的产道，胎儿面临的相对风险会大点。有些女性担心阴道分娩造成阴道松弛，会导致产后性生活质量下降，但相对于开腹来说，这仍然是一个比较小的问题，产后阴道松弛也可以通过锻炼和其他非手术的治疗缓解，但是开腹手术造成的创伤会更大。

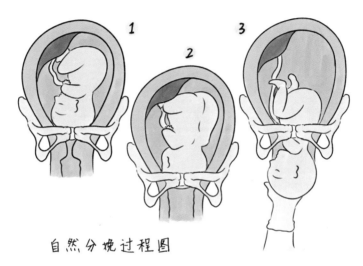

自然分娩过程图

有什么方法可以促进自然分娩呢？体重管理！这似乎在过去无论是医生还是孕妈妈们都会忽略掉的一个问题，过多的体重增加，会增加难产的机会，会增加产后出血的机会，会增加剖宫产的机会，总之是存在诸多不利。当然，如何控制体重，如何进行管理，也需要在医生的管理下进行，切不可在胎儿发育迟缓的情况下还在控制体重，凡事不可过，适度为好。

小贴士

剖宫产：剖宫产是产科领域中的重要手术，是经腹切开子宫取出胎儿的手术。经阴道分娩是自然而且符合生理的分娩途径，产妇分娩后能迅速康复，新生儿能更好地适应外界环境。剖宫产只是一种万不得已的分娩替代方式，对母子都是不利的。

会阴侧切：特殊情况才会用的分娩术

在社交媒体上会听到一些网友发的言论，最近有关会阴侧切的种种言论，被吓倒的人多，谣传的人更多。有一条言论是"医生为了多收钱，所以要给每一个自己生的产妇去做侧切"，我是被惊到了。

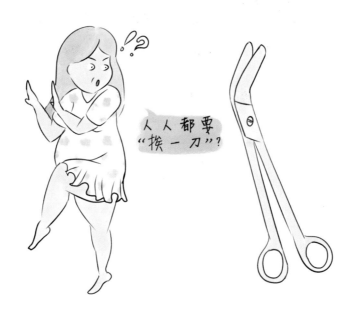

人人都要
"挨一刀"?

先和大家谈谈会阴侧切是什么，为什么要做会阴侧切，现代医学对于会阴侧切的观点是什么。

会阴切开术（Episiotomy）是指在分娩的时候用剪刀剪开会阴部位的皮肤来达到加速产程的一项措施，通过扩大阴道口的宽度，孩子可以更快地分娩出。

这项会阴切开术，在全球各个国家采用的方式有些不同，在美国采用会阴正中切相对比较多（也就是从正中的部位向直肠的方向切开），但是在欧洲和我们国家，采用的侧切就相对比较多（斜向一侧切）。

目前国际医学界一致认可的观点是：不推荐对产妇进行常规的会阴切开，除非是有一些需要紧急把胎儿分娩出来的情况。侧切会增加分娩出血量、产后伤口疼痛，也会令产妇形成对自然分娩的恐惧。过去，在国内将侧切作为初产妇生产的必需条件，所以侧切率很高，随着医学的发展，医生助产士应该与时俱进，更新观念，减少侧切的使用。孕妇自己要减少侧切的机会，在孕期适当地控制体重仍然是一个重要的措施，体重偏小些的孩子分娩难产的机会少，剖宫产的机会少，分娩也会顺利得多。

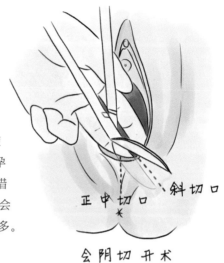

正中切口　斜切口

会阴切开术

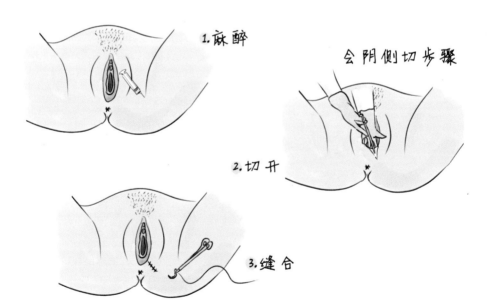

1.麻醉

会阴侧切步骤

2.切开

3.缝合

在过去，我们国家进行产科质量管理的时候，也对医院有一个要求，即不能出现3度以上会阴撕裂的发生，因此大家更多是出于"保护会阴"的角度来做会阴侧切的。因为不想要"3度会阴裂伤"发生，所以对于初产妇都是采用这么一切了之的操作。

那些说医生为了多收钱就采用会阴侧切的人，大可以来了解一下会阴侧切的收费，一项侧切医院收费 35 元，你觉得这样的逻辑是否通呢？我就不再做过多的解释了。

近些年来，对于会阴切开的研究越来越多，已经有很多的 A 类建议（即非常可靠的证据支持的结论）提示对分娩进行常规的会阴切开有诸多的不利，譬如增加会阴裂伤发生的机会（和原来想象的有些不同，但是这个是大样本研究的结果），增加出血的机会，增加产后疼痛。基于这些研究的结果，现在已经不再推荐对产妇进行常规的会阴切开。仅在胎心率出现异常或者其他一些紧急情况需要尽快结束分娩的时候考虑使用会阴切开（侧切或者正中切）。

国内产科的临床实践的改变需要一个漫长的过程，我相信随着这些新的理念的普及，采用会阴切开的比例会越来越少。这里面也需要和医生做一个观念上的纠正，不是发生了 3 度以上的会阴裂伤就是"医疗事故"，发生会阴裂伤不可怕，关键是要学会修补会阴裂伤。根据段涛院长公布的数据，上海市第一妇婴保健院 2015 年 1 月份的会阴侧切率已经下降到了 16.72%，是一个不错的数字，当然我们不是说希望到 0，毕竟还是有些情况临床上是需要进行会阴切开的。

希望通过这篇文章，纠正公众一些不正确的认识，也希望有越来越多的妇产科医生建立起基于循证医学为基础的临床实践理念，减少临床中实施会阴侧切的比例。

小贴士

会阴侧切术：指在会阴部做一斜形切口。会阴切开术不仅包括侧切，还可以中切。可以防止产妇会阴撕裂、保护盆底肌肉，且外科切开术容易修补，愈合得也更好。

羊水栓塞：产科极度危险的一个并发症

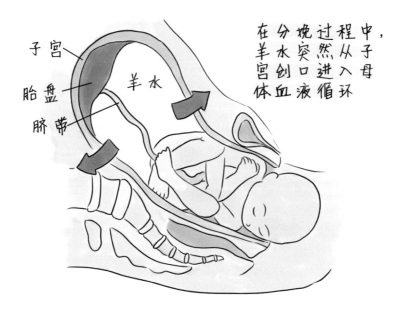

在分娩过程中，羊水突然从子宫创口进入母体血液循环

子宫
胎盘
脐带
羊水

2014年湘潭医院产妇死亡的事件，让大家记住了一个病：羊水栓塞。羊水栓塞很罕见，但是死亡率又异常的高，达60%~85%，一半以上的患者是在出现症状后的半小时之内死亡。国外报道的发病率，有十万分之一的，也有两三万分之一的。根据1995年全国孕产妇死亡率监测的结果，羊水栓塞的死亡率为4.8/10万，位于产后出血和妊高征之后，居第三位，占孕产妇总死亡率的7.8%。

国内文献的报告中，羊水栓塞的死亡率一般较国外偏低，在50%~70%之间，

1960—1983 年北京市 15 所医院羊水栓塞患者共 76 例，死亡 44 例，死亡率为 58%。总之，这病发生迅速、凶险，疾病生理机制复杂，这真的是一个概率问题，一个家庭遭遇的不幸。

抢救羊水栓塞患者，需要一个医院有非常好的团队协作、血液资源，目前并没有什么太好的办法来预测哪个孕妇更容易发生羊水栓塞，所幸它是一个小概率事件。湘潭医院产妇事件，家属抱怨说在入院的时候检查一切正常，生孩子的时候也很正常，却突然病危。这让家属很难接受，其实这也能理解，因为羊水栓塞是在很短时间中发生的。而且，这个病不好诊断，缺少统一的临床诊断标准，很多时候都是通过尸体解剖才能认定的。在这里希望公众可以对这个疾病有更多的认识，但是医学并非是万能的，一点点的进步都需要很多的努力。

小贴士

羊水栓塞：指在分娩过程中羊水突然进入母体血液循环引起急性肺栓塞、过敏性休克、弥散性血管内凝血、肾功能衰竭或猝死的严重的分娩期并发症。近年研究认为，羊水栓塞主要是过敏反应，是羊水进入母体循环后，引起母体对胎儿抗原产生的一系列过敏反应，故建议命名为"妊娠过敏反应综合征"。

无痛分娩：一项值得推广的分娩术

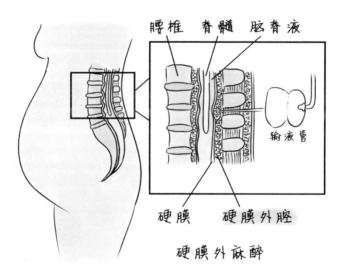

腰椎　脊髓　脑脊液

输液管

硬膜　　硬膜外腔

硬膜外麻醉

对于很多女性来说，产痛可能是她们一生中经历的最痛的事情，疼痛让女性有些时候丧失坚持自然分娩的信心，也让不少女性在分娩前对分娩产生恐惧。而无痛分娩则可以从很大程度上减轻孕妇在分娩过程中的疼痛，所以让不少女性心生向往，可是她们又不太懂，怕有风险，这里就跟大家讲解下。

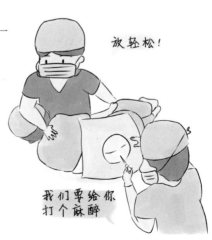

放轻松！

我们要给你打个麻醉

无痛分娩是通过在腰后面的一个狭窄的硬膜外腔隙内放置一根管子，然后持续地向管内推入麻醉药，起到阻断分娩过程中疼痛的作用，通常要由麻醉科来完成，是一项麻醉操作。一般是在分娩结束后，就可以取出镇痛的硬膜外导管。这和剖宫产分娩时的麻醉方法基本上是类似的，只是在给药的类型和剂量上有所差别。硬膜外镇痛可以很大程度地降低疼痛，有的技术甚至可以在硬膜外镇痛的情况下让孕妇行走，不影响活动，生产过程中也不影响进食。

大家对于无痛分娩的担心似乎更多，首先这是一项成熟的技术，在国外已经广泛开展，长期的实践证明了其安全性。当然，任何一项有创操作技术都有一定程度的风险。据英国1990年调查报告显示：在1970—1984年的15年中，死亡的500 000万产妇中仅有9例（1:555 555）与硬膜外麻醉有关；非致命性的病残发生率为1:4500，但未造成一例永久性的伤害。医疗风险的发生都是概率事件，就是不采用无痛分娩，分娩过程中也仍然存在着不少风险，不能因为风险而废除一项可以给广大女性带来裨益的好技术，需要做的是风险评估。

无痛分娩者相对而言产力相对差些，产程会延长，因此在分娩过程中助产的机会也相对较高，但是并不是说因为采用了无痛分娩，就会影响到胎儿的智力。如果采用无痛分娩，产程的正常时间也会跟着调整，比如说第二产程（从宫颈口开全10cm到胎儿娩出的时间）要从两个小时调整为3个小时，这是属于可控的范围。

有些人会觉得，无痛分娩这么多优点，为什么不能广泛地开展起来呢？其实，这项技术在国外已经广泛开展了，在中国，首先是一些医生的观念更新不够以及麻醉医生缺乏；再一个是价格的问题。当一项医疗收费价格过低的时候，医生就不愿意去开展。拿北京市的无痛分娩为例，公立医

有了无痛分娩
我不再对孕产恐惧了

院一个无痛分娩收费 200 元，超过 2 小时，每小时增加 30 元，麻醉医生需要持续地对产妇进行监护，一个产程平均下来 10 个小时，谁也不愿意这样辛苦"奉献"，当没有麻醉医生的工作，也可以继续自然分娩的时候，麻醉医生自然没有积极性来做这件事情。

由于无痛分娩价格太低，所以目前各地开展无痛分娩，除了人工服务费以外，往往会加上几百块的一次性器材费，这就是典型的以药养医的结局。

不过，因为要在腰椎的部位穿刺，如果既往腰椎有过手术、外伤的病史，需要对具体情况进行评估，才能考虑是否可以施行硬膜外麻醉。

小贴士

无痛分娩：在医学上称为"分娩镇痛"，是使用各种方法使分娩时的疼痛减轻甚至消失。分娩镇痛可以让准妈妈们不再经历疼痛的折磨，减少分娩时的恐惧和产后的疲卷，让她们在时间最长的第一产程得到休息，当宫口开全时，因积攒了体力而有足够力量完成分娩。

给
身体的
情书

原协和医院
妇产科副主任医师
的行医笔记

Part4

产后

排除这些生殖系统疾病

尿失禁：一个不再难以启齿的疾病

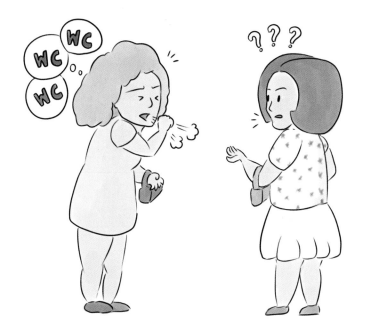

尿失禁，一般都是发生在母亲生了孩子以后。一般情况都是在咳嗽、大笑，或者剧烈活动的时候出现漏尿的情况，严重的患者，甚至可能在稍微活动的时候也会出现尿失禁。也有些人表现为一着急就出现尿失禁。前者称之为压力性尿失禁，后者称之为急迫性尿失禁，有些人可能会两种情况兼而有之，称之为混合性尿失禁。

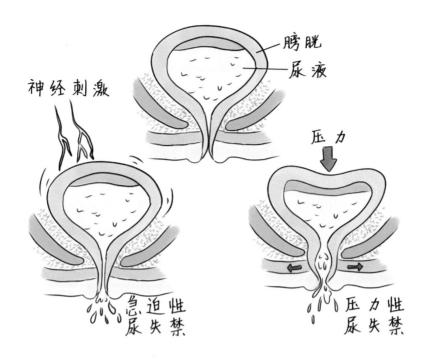

神经刺激

膀胱

尿液

压力

急迫性尿失禁

压力性尿失禁

尿失禁的发生，往往和分娩息息相关。分娩时，由于胎儿在下降的过程中，过度压迫盆底的肌肉，造成神经、肌肉的损伤，因此会发生产后尿失禁的情况。有的人会在产后短期内出现，也有人在产后一段时间以后出现，往往合并子宫脱垂（子宫从阴道内掉出来，甚至脱到阴道外面）。绝经以后，随着体内雌激素的下降，尿失禁的症状往往会加重。因此，尿失禁也成为中老年妇女的一个常见问题，流行病学调查显示围绝经期的妇女中30％有尿失禁的情况存在。

很多中老年女性对这个问题重视不足，不认为这是种疾病，或者觉得不好意思，有口难开。其实，这完全没有必要，做孩子的也要多留意母亲的健康，告诉母亲这些知识。其实，面对尿失禁，目前已经有办法来解决了。

就诊以后，医生会需要患者填写一个膀胱日记，记录每天的饮水、排尿量、失禁的情况，以便帮助医生了解失禁的严重程度。就诊前完成一周的膀胱日记有助于医生了解病情。

尿常规检查有助于了解患者的泌尿系统有无感染或者血尿的情况。个别患者可能还需要进行肾功能的检测。

有一个针对尿失禁的特殊检查，叫尿动力学的检查，了解是否合并有内括约肌功能障碍和神经方面的问题。一般来说，先需要了解尿失禁的程度、生育要求和年龄。但对于尿失禁患者，有三种办法是通用的：排尿管理、膀胱训练和盆底肌锻炼。

排尿管理是指对液体摄入进行适当的管理，定期饮水，少量多次饮水，避免一次大量饮水，在夜间上床前 4 个小时内避免饮水。

在饮食上要注意避免一些刺激性的食品，比如咖啡因、苏打水、酒精、辛辣酸性食品、甜品添加剂等，这些均会刺激膀胱，引起膀胱的刺激症状。

膀胱训练，就是通过行为训练，延长排尿的时间间隔。通常情况下是由定期 45 分钟排尿开始，逐渐延长排尿的时间间隔。在憋尿的过程中，如果出现有排尿的欲望，通过盆底肌的收缩，以及想象急迫症状的消退来抑制排尿。一般情况下，通过两周的训练后，延长排尿间隔 15~30 分钟，直至达到白天每 3~4 小时排尿一次，夜间排尿一次的目的。

盆底肌锻炼，又称之为 Kegal 训练，适用于任何程度的尿失禁患者，Kegal 训练可以通过在解小便的过程中突然憋住小便，此过程中感受的肌肉收缩就是盆底肌。可以每日进行盆底肌训练 10~15 分钟。盆底肌锻炼不仅可以缓解尿失禁的程度，而且有助于女性改善性功能。

这是一些常规的方法，所有人都可以通用。对于相对严重的患者来说，也可以采用局部雌激素刺激，这适用于绝经后的患者。绝经后随着雌激素水平的下降，生殖道黏膜出现有萎缩症状，在阴道内适量局部使用雌激素软膏有助于改善尿失禁症状。

已经完成生育的中重度压力性尿失禁患者，也可以采用手术。手术方式有多种，目前金标准的手术是叫 TOT/TVT 的手术，手术中要把一根大概宽约 1cm

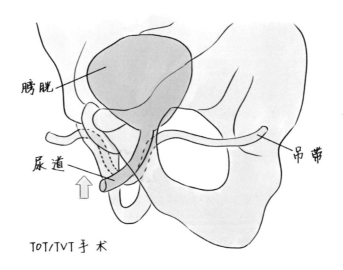

TOT/TVT 手术

左右的吊带，从尿道的下方放进去，拉紧以后抬高尿道的角度，来达到治疗尿失禁的目的。当然，目前手术不是 100% 的成功，术后有 50% 左右的人可以达到完全治愈，而另外 30% 可以达到缓解，但是仍然有 10%~20% 的患者会手术失败。

对于复杂的合并有子宫脱垂的情况，如果是重度患者，往往会在手术过程中同时选择做子宫脱垂的纠正和尿失禁的治疗。具体情况需要在门诊检查评估以后才可以决定治疗方案。

现在有一种 1 小时尿垫试验，是一种客观评估尿失禁的检查试验。步骤如下。

试验时膀胱要充盈，持续 1 小时，从试验开始患者不再排尿。

预先放置经称重的尿垫（如卫生巾）。

试验开始 15 分钟内：患者喝 500mL 白开水，卧床休息。

之后的 30 分钟，患者行走，上下 1 层楼台阶。

最后 15 分钟，患者应坐立 10 次，用力咳嗽 10 次，跑步 1 分钟，拾起地面 5 个物体，再用自来水洗手 1 分钟。

试验结束时，称重尿垫，要求患者排尿并测尿量。

尿垫试验结束后，应询问患者测试期间有无尿急和急迫性尿失禁现象，如果发生急迫性尿失禁，该结果不应作为压力性尿失禁严重程度的评估参数，应重新进行尿垫试验。

1 小时尿垫试验 <2g 为轻度尿失禁，2~10g 为中度尿失禁，>10g 为重度尿失禁。10~50g 为极重度尿失禁。

小贴士

盆底肌：即盆底肌肉，是指封闭骨盆底的肌肉群。这一肌肉群犹如一张"吊网"，尿道、膀胱、阴道、子宫、直肠等脏器被这张"网"紧紧吊住，从而维持正常位置以便行使其功能。一旦这张"网"弹性变差，"吊力"不足，便会导致"网"内的器官无法维持在正常位置，从而出现相应的功能障碍，如大小便失禁、盆底脏器脱垂等。

子宫脱垂、阴道壁膨出怎么办？

子宫脱垂和阴道壁膨出是两种疾病，但是通常又合在一起说，因为这两个病往往是合并存在，被统称为盆腔器官脱垂（pelvic organ prolapse，英文简称为POP），往往也需要一并处理。

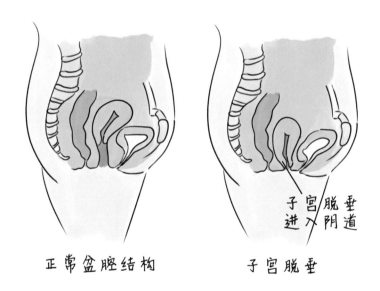

正常盆腔结构　　　　　子宫脱垂

这一组病和其他的一些疾病，如压力性尿失禁、阴道松弛、肛门失禁等往往被归类在一个相对较新的专业里面，即妇科泌尿专业。在这一领域国际上有较多新的概念和治疗措施，国内这一方面的诊断和治疗也需要不断更新。

发生子宫脱垂的时候，子宫的一部分从原有的位置上脱下来，可能会伴随着部分的阴道壁膨出，以前壁为主，主要表现为在阴道内可触及下垂的组织，类似乒乓球，有下坠感，重度脱垂可能会影响到膀胱和直肠功能，表现为排尿或者排便困难，有的人需要将脱垂的子宫或者阴道壁推回阴道内才可以小便或者大便。不少人因为下垂的子宫或阴道壁导致长期行走困难，影响到外出活动，影响生活质量。一般情况下是早晨轻，下午活动后加重。

根据美国的统计，POP是一个影响老年人生活质量的疾病，一生中有大概7%的女性需要做手术来纠正脱垂。若加上尿失禁，则有11%的女性需要手术。

根据脱垂的部位，可以区分为阴道前壁膨出（因为阴道前壁就是膀胱和尿道，所以可能会合并存在膀胱膨出或者膀胱尿道膨出）、后壁膨出（后壁后方为直肠和腹腔，根据肠道突入，可能会区分出直肠膨出和小肠膨出）、顶部脱垂（通常为子宫脱垂，若是以前做过子宫切除，也可能会发生穹隆膨出）。

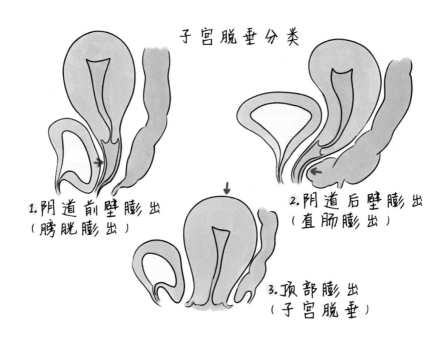

子宫脱垂分类

1.阴道前壁膨出（膀胱膨出）

2.阴道后壁膨出（直肠膨出）

3.顶部膨出（子宫脱垂）

大部分人发生子宫脱垂和阴道膨出都与妊娠分娩有关，阴道分娩过程中，胎儿挤压盆壁，造成盆底肌和神经的损伤，因此出现子宫脱垂和阴道壁膨出。很多人因此关心是否应该常规行剖宫产来取代阴道分娩，这仅仅是从预防盆底脱垂角度来考虑这个问题，剖宫产毕竟是一个手术，也可能会发生切口内膜异位、疤痕妊娠、下次妊娠子宫破裂等问题，因此并不推荐。

另外一个导致子宫脱垂和阴道壁膨出的因素是绝经，绝经后随着雌激素的下降，胶原和肌纤维会出现萎缩，从而会加重脱垂，这也就是雌激素治疗也有助于缓解脱垂和尿失禁的一个原因。

还有一个罕见的因素是先天性的缺陷，大概只占了 2% 左右，一些罕见的结缔组织病，如马方综合征的患者，发生脱垂的风险较大。

通常情况下，我们要根据掉出来的子宫或者阴道壁的最外的部分来区分程度，以处女膜为 0 的位置，处女膜外 1cm 就是 +1，处女膜内 1cm 是 −1。若是最低的部位在 −1~+1 之间，为 2 度脱垂，在处女膜内 1cm 以上者为 1 度，脱出部分在处女膜外 1cm 以上者为 3 度，子宫阴道壁全部脱出就为 4 度了。区分程度有助于了解病情的轻重程度，并据此做出治疗方案的决策。

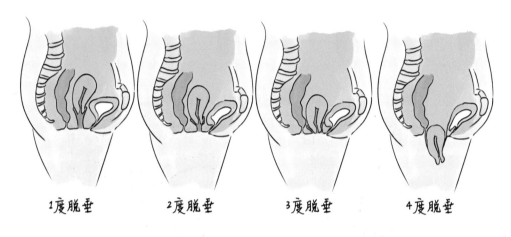

1度脱垂　　　　2度脱垂　　　　3度脱垂　　　　4度脱垂

子宫脱垂分度

慢性咳嗽、便秘、有其他导致腹压增高的情况均会加重便秘，体重超重也是一个危险因素。若是有这些因素存在，有可能会增加手术后复发的风险，一般建议在手术之前要进行治疗。

对于轻度的、症状不明显的脱垂，不需要进行手术治疗，可以先尝试进行盆底肌锻炼，通过收缩盆底肌，加强盆底肌肉的力量来缓解脱垂。绝经后的患者也可以考虑局部使用雌激素。

子宫托是一种非手术的治疗方案，它是通过在阴道内放置一个支撑的圆环，起到防止阴道壁或者子宫下垂的作用。

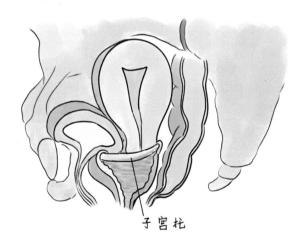

子宫托

子宫托是一种简单方便的治疗方法，对于高龄、有手术风险的患者或者目前情况不适宜手术的患者，也是一个非常好的治疗方案。但是子宫托无法从根本上治疗脱垂，而且长久放置以后，也可能会发生溃疡，需要定期取出，定期要到医生处随访。子宫托在手术前应用也有助于了解患者是否有合并存在的隐性尿失禁（即在脱垂的时候未表现出来，在手术纠正脱垂后出现尿失禁）。

对于 3 度以上的脱垂或者有症状性的脱垂，可以考虑手术治疗，手术没有一个统一的方式，需要进行个体化治疗。根据患者的年龄、生育要求、是否存在着复发的因素，综合考虑手术方式。年轻的患者，可以考虑曼氏手术，截除部分的宫颈，并加固韧带，韧带加固可以通过阴道或者腹腔镜下完成。年龄较大的患者，可以根据膨出具体位置，进行局部阴道壁的修补或者子宫切除与韧带加固。

对于 4 度的患者或者复发的患者，也可以考虑网片置入加固手术。把重度患者的子宫或者阴道壁悬吊到骶骨的骨膜上也是一种比较经典的手术方式。若是高龄没有性生活要求，也可以考虑行阴道封闭手术，可以获得较好的效果。

骶前阴道固定术

这里重点讲解下网片置入加固手术。在过去的 10 多年，网片植入手术在国内被很多医生追捧，被视作一种新的治疗盆腔器官脱垂的治疗方案。2012 年，我在国外系统学习了妇科泌尿知识之后，改变了我的观点，我去美国和英国参观了全球两家非常知名的妇科泌尿中心，发现他们均未把网片手术当作一个主要的治疗方案。2012 年，美国的 FDA 也对阴道植入网片发出了警告，今年 FDA 又把网片植入手术修改为"高风险"手术。2012 年之后，之前在中国占有重要市场份额的 PROLIF 和 PROSIMA 退市，这一系列的变化，让越来越多的医生开始改变对网片植入手术的看法。事实上，从 2012 年以后，在美国做网片植入手术患者已经越来越少。

2013 年，国际妇科泌尿学会发表了一个专家共识，仅仅在复发的患者或者 2 度以上膨出合并有慢性咳嗽等风险的时候，使用网片可以有明确的受益。其他 3 度以上的膨出只是可能受益，效果不明确，但是对于后壁膨出或者年轻的患者，网片手术尤其不适合。网片植入手术的风险包括在植入后出现网片的暴露、侵蚀到邻近器官，造成新的膀胱刺激症状等，继发感染也是一个方面的问题。

因此，发生脱垂以后，并非一定要使用网片，具体的手术方式还需要和医生进行沟通。

脱垂的修补手术，主要会影响到周围的邻近器官，如膀胱、直肠。尿失禁和脱垂类似于姐妹，通常是有合并存在的可能性。所以，若是在手术前发现有尿失禁，一般要在手术过程中同时行尿失禁的纠正手术，因为通常在脱垂纠正了之后，原有的尿失禁会加重，也有些患者可能在术前没有，在手术之后出现尿失禁。

如果确定了要手术，那么，在手术前，若是有加重术后脱垂的因素，应该要考虑事先纠正，如减重、缓解便秘和治疗慢性咳嗽。

若是已经绝经，一般是在手术前，使用两周局部阴道用的雌激素，让局部的阴道黏膜增厚，术后也可以继续长期使用下去，有助于减少复发。

若是有阴道壁或者子宫的溃疡，应该在手术前治疗。

在手术以后，应避免引起腹压增高的用力动作，应该在 3 个月内禁止性生活，避免提超过 1 个热水瓶重量的重物。

最后，对于有生育要求的女性，如果轻度脱垂，可以考虑做盆底肌锻炼，一般手术要推迟到完成生育之后考虑，因为再次的妊娠分娩可能会加重脱垂，使手术的效果丧失。若是症状严重，也可以考虑行曼氏手术。

手术的复发概率取决于年龄和手术的方案。利用自身组织做的修补手术，相对复发的概率大些，有 25% 的患者有可能会出现复发。而使用网片的相对小些，有 5%~10% 的失败率。

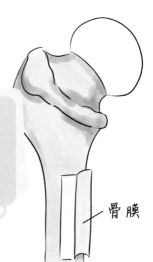

骨膜

骨膜：是骨表面除关节外所被覆的坚固的结缔组织包膜。在骨端和肌腱附着部位，非常致密地附着在骨上。其他部位的骨膜厚，容易从骨上剥离。

霉菌性阴道炎：用抗真菌栓剂

霉菌性阴道炎是一个常见疾病，医学界标准的诊断名称已经修正为"外阴阴道假丝酵母菌病"，英文名称为 vulvovaginal candidiasis，简称 VVC，以前也称之为念珠菌阴道炎，但是霉菌性阴道炎的名称被应用得最为普遍。

说这个病常见，是因为有 75% 左右的女性一生中至少有一次发作，而超过 2 次以上发作的有 40%~50%，一年可能会发作 4 次以上的人占 5%~8%，最后这一部分的人又被诊断为复发性外阴阴道假丝酵母菌病，简称 RVVC。还有些患者症状比较重，这种症状严重的患者和复发达到一年四次以上的患者一并被称之为复杂性 VVC。

VVC 的主要表现是阴道分泌物增多、阴道瘙痒，还可伴有尿频、尿痛及性交痛，典型的白带表现是类似豆腐渣样白带，外阴和阴道会出现发红、水肿。

这个病的诊断通常不困难，到医院做一个白带检查就可以明确诊断了，有的时候白带不能一次发现念珠菌，做培养也有助于诊断。

正常的情况下，人体阴道内是有乳酸杆菌存在的，维持着阴道内弱酸性的环境。假丝酵母菌是女性阴道内一种常见的寄生菌，当机体抵抗力下降，尤其是局

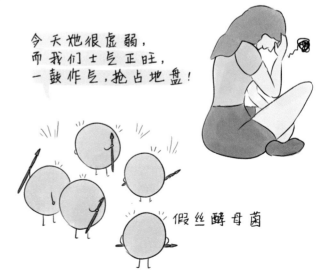

今天她很虚弱，
而我们士气正旺，
一鼓作气，抢占地盘！

假丝酵母菌

部抵抗力下降，或者是假丝酵母菌毒力增强时，机体抵抗力弱于侵袭力，最终导致假丝酵母菌大量繁殖，通过对机体阴道上皮细胞的破坏，形成 VVC。假丝酵母菌不是细菌，是属于真菌的一种。

单纯的 VVC 治疗不困难，用阴道抗真菌的栓剂治疗就可以了（具体用药时间长短和使用的药物有关），不需要口服抗真菌药。单纯 VVC 的治疗可以选择以下的治疗方案：

克霉唑

克霉唑栓或克霉唑片 500mg，单次用药。

克霉唑栓 100mg，每晚 1 次，共 7 天。

咪康唑

咪康唑软胶囊 1 200mg，单次用药。

咪康唑栓或咪康唑软胶囊 400mg，每晚 1 次，共 3 天。

咪康唑栓 200mg，每晚 1 次，共 7 天。

制霉菌素

制霉菌素泡腾片 10 万 U，每晚 1 次，共 14 天。

制霉菌素片 50 万 U，每晚 1 次，共 14 天。

氟康唑

氟康唑 150mg，顿服，共 1 次。

以上药物有些是非处方药，可以在药店买到，但是在首次发生的时候，建议到医院去做诊断而不要自己乱用药。首次规范的治疗很关键，VVC 是真菌感染，不能用治疗细菌的"消炎药"来治疗，普通的抗菌药物对于真菌是无效的，甚至可能会加重真菌的感染，而且导致阴道白带及瘙痒的还有其他的非真菌性的病因。

过去的 VVC 治疗策略还包括阴道冲洗，但是这个措施已经不被推荐，循证医学的证据证明，阴道冲洗会增加盆腔炎、宫外孕的发生率。治疗期间避免性生活。仅仅需要在治疗后一周或者下次月经复查白带即可。

有 84% 左右的女性在首次发现 VVC 后出现复发，复发的原因是多样的。妊娠、口服避孕药、抗菌药、糖尿病、阴道冲洗、免疫抑制剂、HIV 感染等，都是导致 VVC 复发的原因，也有些人会存在着体质上的易感性，和基因有关。知道了这些诱发因素，可以有意识地加以避免，譬如避免乱用"消炎药"，不要进行阴道冲洗（其实任何时候都不建议进行阴道冲洗）。

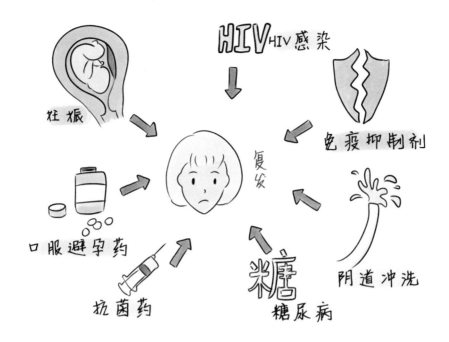

复发性 VVC 的治疗，先要排查是否有上述导致 VVC 的诱因存在。治疗策略包括强化治疗和巩固治疗。强化治疗方案可以在以下方案中选择一种：

克霉唑

克霉唑栓或片 500 mg，第 1 天、第 4 天、第 7 天应用。

克霉唑栓 100mg，每晚 1 次，用药 7~14 天。

咪康唑

咪康唑栓或软胶囊 400 mg，每晚 1 次，共 6 天。

咪康唑栓 1200 mg，第 1 天、第 4 天、第 7 天应用。

氟康唑

氟康唑 150mg，顿服，第 1 天、第 4 天、第 7 天应用。

在复查确认没有真菌存在以后，下一步需要巩固治疗。目前国内外没有较为成熟的治疗方案。对于每月规律性发作 1 次者，可在每次发作前预防用药 1 次，连续 6 个月。无规律发作者，可采用每周用药 1 次，连续 6 个月。

性伴侣也需要治疗，约 15% 的男性与女性患者接触后患有龟头炎，对有症状的男性应进行假丝酵母菌检查及治疗，预防女性重复感染。

孕期VVC发作也是一个常见的问题，也是可以用药的，但是不能使用口服药。阴道栓剂中，克霉唑是 B 类药物，可以安全使用。咪康唑和氟康唑是 C 类药物，不首先考虑。

小贴士

病毒、细菌和真菌

病毒： 无完整细胞结构，含单一核酸（DNA 或 RNA）型；病毒寄生在活细胞中，掠夺细胞的营养生存，危害大。

细菌： 属于原核型细胞的一种单胞生物，形体微小，结构简单，无成形细胞核，也无核仁和核膜，除核蛋白体外无其他细胞器；广泛分布于生活中。据估计，人体内及表皮上的细菌细胞总数约是人体细胞总数的十倍。

真菌： 具有真核和细胞壁的生物；像细菌和微生物一样都是分解者，就是一些分解死亡生物的有机物的生物。有的真菌用于食物加工，例如酵母菌用于面包等加工，酿酒也需要真菌。同时真菌能引起多种植物病害，从而造成巨大的经济损失。

阴道冲洗，洗洗更不健康

曾几何时，电视上广泛地播放着"洗洗更健康"的洗液广告，使得很多人把冲洗阴道当作一种维系自己健康的措施。

我曾经通过微博作过一次调查，投票结果有 5 000 多人次，从中可以大概了解目前的状况。接近一半的女性因为医生的建议而采用了阴道冲洗，有 10% 左右的女性存在着不定期冲洗阴道的习惯。

阴道冲洗，很多医生曾经把它当作阴道炎治疗的一个措施，现在却被发现对健康是不利的。

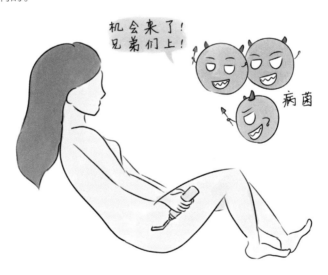

医学是一门不断发展的科学，很多医疗上的措施在过去认为是对的，但是经过发展论证却发现未必是对的，该如何判断呢？对于一项医疗措施是否恰当，评估它最好的办法是去做研究，设计随机对照研究，了解这项措施最终是否有利。

相关研究是有的，有一项发表在 1997 年的荟萃分析（即把已经发表了的研究结果汇总在一起进行分析得到的综合结果，是较单个研究具有更高证据级别的研究）分析了阴道冲洗与诸多疾病发生的关系。研究结果显示：

阴道冲洗增加盆腔炎症的发生率。

阴道冲洗会使盆腔炎发生的机会增加73%，冲洗次数越多，发生炎症的机会越高，若是每周进行阴道冲洗，盆腔炎发生的机会则会增加到4倍。

阴道冲洗增加宫外孕和不孕发生的风险。

汇总的数据提示，阴道冲洗的患者发生宫外孕的机会是不做冲洗患者的1.8倍（*RR*值1.76，*CI* 1.10~2.82）。研究同时也发现，用商业的洗剂较清水更加有风险。另外的一项研究发现，阴道冲洗的女性比不冲洗的女性减少30%的怀孕概率，这一差别在年轻女性中尤为明显。

其中，18~24岁女性怀孕概率下降50%，25~29岁的女性怀孕概率下降29%，30~39岁的女性怀孕概率下降6%。

阴道冲洗增加宫颈癌的发生率。

阴道冲洗轻微增加了宫颈癌的患病风险（*RR*值1.25，95%可信区间0.99~1.55）。经常做阴道冲洗（每周一次以上）者发生宫颈癌的风险较不冲洗者增加86%。同样，使用商业的洗剂较清水增加的风险更高。

其他方面的不利，还包括：

阴道冲洗增加性传播疾病的发生风险

在另外一项研究中，通过对肯尼亚657名性工作者调查发现，由于阴道冲洗使得乳酸杆菌消失，HIV的感染风险增加1倍，感染淋球菌的风险增加1.7倍。对1270名肯尼亚性工作者经过10年的队列研究发现，用清水进行阴道冲洗的女性比不冲洗的女性感染HIV的风险高2.64倍，如果是用有杀菌功效的洗剂冲洗，那么感染HIV的风险会更高。对2897名南非妇女调查后也发现，冲洗阴道的女性比不冲洗的女性感染HIV的风险高1.74倍。

阴道冲洗增加低体重儿发生风险

很多研究报道显示，如果孕前或孕期进行冲洗，还有可能增加早产及出生低体重儿的发生风险。在一组4665例育龄妇女和11 553例单活胎中，650例每周冲洗2~3次，她们较不冲洗者分娩低出生体重儿的可能性增加40%。在控制了相关混合因素后，结果显示，阴道冲洗与分娩低出生体重儿风险增高相关 *OR*=1.29（95% *CI*：1.06~1.57）。冲洗频率与分娩低出生体重儿呈剂量相关，每日冲洗者*OR*=2.49（95%*CI*:1.23~5.01），每月冲洗者*OR*= 1.13(95% *CI*:0.83~1.55)。

阴道本身是一个有乳酸杆菌存在的微酸性环境，pH 在 4.5 左右，可以抑制其他病原菌的生长，阴道冲洗破坏了阴道的内环境，反而会促进异常菌群的生长，导致阴道炎症。

此外，推测阴道冲洗可能为病原菌提供了一个液体的载体，使得病原菌更加容易发生迁移，宫外孕发生率的增加可能和盆腔炎继发的问题有关。在排卵期前后进行阴道冲洗，发生病原菌逆行性进入体内感染的机会更高。在孕期，上行性感染可能导致羊膜炎，致使早产。

对于一般阴道炎症的治疗而言，目前应该放弃阴道冲洗这个治疗方案，美国妇产科学院（ACOG）提出，在任何时候都反对进行阴道冲洗。从我们的调查数据来看，医生建议冲洗仍然是目前很多女性实施阴道冲洗的一个重要理由。目前看来医生观念的转变是关键，既然研究已经证实了阴道冲洗有诸多的不利，那么医生们就应该放弃市场上各种用于阴道冲洗的洗剂，一般的阴道炎症，对症的栓剂治疗足矣，没有必要再采用画蛇添足的阴道冲洗治疗。

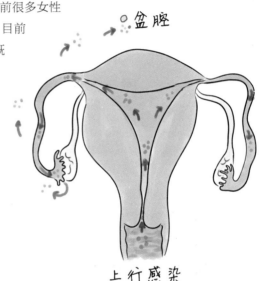

盆腔

上行感染

小贴士

上行感染：指感染外生殖器的微生物上行引起内生殖器的感染。如阴道是跟外界相通，易引起感染，它感染后，因子宫的宫颈在阴道里面，所以它可能会有一个上行感染，实际上就是通过阴道，然后通过宫颈，通过子宫，最后通过输卵管达到盆腔，引起盆腔炎症。

剖宫产伤口憩室：无症状、无生育打算可不治疗

我们国家虽然不是全球剖宫产率最高的国家，但是也达到了非常高的水平，2011 年发表在知名医学期刊《The Lancet》上的一篇文章指出，通过对亚洲国家的剖宫产率的调查，我国以 48% 位居第一，而其他一些国家，均在 30%~40% 之间，也有些国家在 20%~30% 之间。

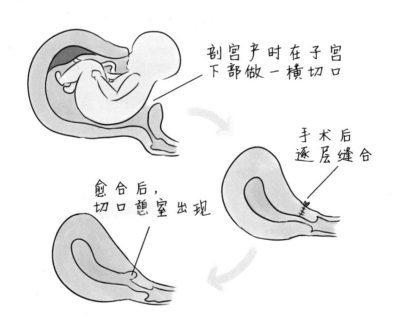

剖宫产时在子宫下部做一横切口

手术后逐层缝合

愈合后，切口憩室出现

剖宫产手术在打开腹腔以后，通常要在子宫靠下方的地方做一个横向的切口，在取出孩子和胎盘以后，最后要将子宫的伤口再修补回去。通常情况下，这个位置会比其他部位要薄弱些，有些患者从术后超声检查会发现，局部的子宫肌层比

正常的要薄，甚至表现为一个凹陷。

大部分情况下这没有什么症状，但是在有些时候，月经血就容易残留在此处，不容易被排出去，就会表现为月经时间延长，月经淋漓。

这个疾病诊断起来不算太难，结合剖宫产的病史和月经淋漓的情况，基本上可以建立诊断。通常情况下，用超声就可以检查清楚，必要的时候，磁共振也可以显示得更为清晰些。宫腔镜检查可以在子宫内发现有子宫的凹陷。

若是没有症状也没有生育的打算，这样的憩室不需要任何的处理，定期检查即可。但是，如果有月经淋漓的症状，对生活造成了一些影响，可以考虑采用手术方法来修补憩室。手术可以通过腹腔镜、宫腔镜，经阴道或者开腹的途径来完成。无论是哪一种途径，因为剖宫产术后膀胱和子宫下段有粘连，手术过程中潜在的膀胱损伤是手术面临的一个并发症。

这里最关键的是看患者是否有进一步生育的打算，如果没有症状，是否需要手术处理，目前并没有比较不同方案的结果。其实在医学上很多类似的问题需要通过随机对照研究来比较不同方法之间孰好孰差，但是由于病例积累的困难以及随机对照研究的缺失，使得这一问题仍然没有答案。对于有生育要求的患者，是否在再次怀孕前处理，以及如何处理最好，目前并没有确切的结论。

作为医生，我特别鼓励患者进入随机对照研究。在国外，对于肿瘤患者在面临治疗选择的时候，也把鼓励患者进入随机对照研究写入了规范。

小贴士

剖宫产切口憩室：子宫下段剖宫产术后，子宫切口部位由于愈合缺陷出现的一个突向浆膜层的凹陷，位于子宫颈内口下方颈管的前壁及左右壁，肌层菲薄。

剖宫产术后粘连：影响最大的是二次手术

粘连，我经常向患者说起，但大多数人理解不了，因为粘连是看不到也感觉不到的一种情况。

粘连，通常是指手术以后，两个临近的器官或者一个器官本来不应该紧贴的两面（如子宫前后壁）发生了黏合，需要采用外力才能分开。粘连其实是机体正常的一种反应，若是没有粘连，手被割了一刀以后就不会愈合；若是没有粘连，手术以后伤口也就不会长好。但是，正常的生理反应发生在错误的地方，就会导致问题的出现。

在妇产科领域，常见的粘连的情况有：

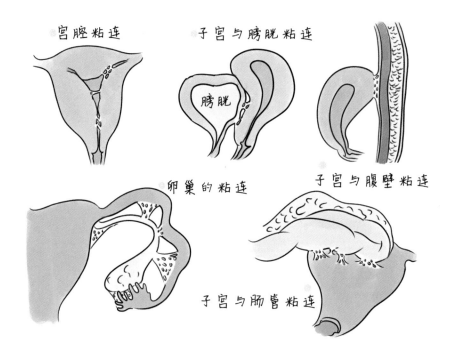

宫腔粘连　　子宫与膀胱粘连
膀胱
卵巢的粘连　　子宫与腹壁粘连
子宫与肠管粘连

刮宫以后宫腔粘连

通常是在刮宫或者子宫肌瘤剔除以后，由于子宫内膜受破坏，本来应该光滑的宫腔表面出现了创面，子宫前壁或者后壁两个面对合在一起，造成宫腔粘连，由此有可能导致月经量减少。

剖宫产术后粘连

常见发生的部位是子宫和腹壁、子宫和膀胱。通常情况下，这样的粘连没有什么症状，但是若需要第二次、第三次剖宫产，或者以后需要进行子宫切除的手术，那么这样的粘连，就会对下一次的手术造成麻烦。

子宫肌瘤剔除术后的粘连

子宫肌瘤若是做肌瘤剔除，子宫上必然会留下一个个剥离肌瘤缝合子宫的创面，和卵巢囊肿剥离不同的是，这样的创面非常容易形成粘连，子宫容易和周围的大网膜、肠管、膀胱形成粘连。同样，这样的粘连大多也是没有症状的，但是因为子宫肌瘤剔除术后，通常有需要再次手术的可能，比如复发后需要行二次剔除或者子宫切除，或者需要做剖宫产手术，那么粘连就会形成影响，容易导致手术时损伤那些粘连的肠管或者膀胱。所以，我经常提一句话，能不做手术就不要做手术。

子宫内膜异位症

子宫肌瘤通常是不会有粘连的，但是子宫内膜异位症是一个非常让人讨厌的疾病，疾病发生的时候，往往就存在着粘连了，导致粘连的常见部位是卵巢和盆腔腹膜，卵巢和直肠，卵巢和卵巢，粘连严重者可能导致输尿管的梗阻、积水，这就是为什么子宫内膜异位症手术分离粘连导致临近脏器损伤的机会高于其他的手术。

结核

现在结核已经是比较少见的疾病了，但是结核是一种非常容易导致粘连的疾病，即便没有手术，也会有比较重度的盆腔粘连和宫腔粘连，结核导致的不育症往往成为不治之症。

上述几种常见的妇产科中的粘连情况，后两种和疾病本身相关，前三种则与手术相关。作为外科医生来说，希望好的粘连（譬如伤口愈合的粘连）存在，不好的粘连不要发生、越少越好。如何避免粘连是一个需要探索的问题，疾病本身的特性导致的粘连不太容易避免，但是有些技巧和防粘连的措施是可以采用的，比如在手术过程中轻柔操作，尽可能避免粗糙面形成。手术是一个精细活，一味追求快，忽略一些细节，可能会造成粘连，对下一次的手术造成困难。手术过程中也要注意对腹膜的关闭，尽可能保持创面的光滑。

现在我们也采用一些防粘连的制剂放在创面来预防粘连，如己丁糖。另外一个尝试预防粘连的方式是物理屏障，理论上来说，腹膜在创伤以后有一个生长周期，大概在 7 天以后就会自然延伸过去，因此我们也会采用一些物理屏障如 Interceed 或其他防粘连膜，在两个创面之间隔离至少 7 天以上，来减少粘连的机会。目前我们在做宫腔镜肌瘤剔除或者粘连分离之后，也会放置一个宫腔球囊用来预防宫腔粘连的发生。但是，无论是宫腔球囊还是 Interceed，目前价格都比较贵，也非医保覆盖，有条件者可以考虑使用。有限的研究也提示，防粘连剂也有助于提高不孕症患者术后的怀孕概率。

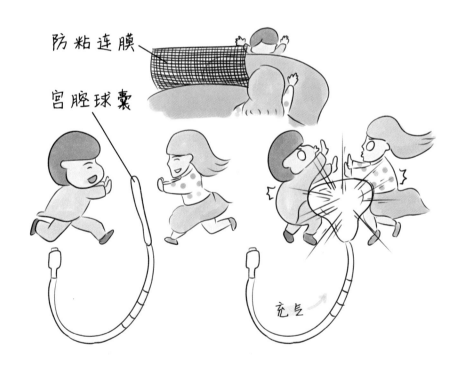

防粘连膜

宫腔球囊

充气

对于已经出现粘连的患者，若是没有症状，通常不考虑手术处理，宫腔粘连导致月经过少，若是没有生育要求了，可以不必处理，也不会对身体有什么损害；盆腔、腹腔粘连的患者，大多数情况下是若没有症状，可以观察。粘连通常是对二次手术产生影响，若是有腹痛的症状，经过保守治疗效果不好，个别情况下，也可以在腹腔镜手术下分开粘连，获得缓解。

小贴士

腹膜：包覆大部分腹腔内的器官，能分泌黏液润湿脏器的表面，减轻脏器间的摩擦。腹腔脏器的血液、淋巴和神经组织经由腹膜与外界相连。腹膜也具有吸收撞击、保护内脏的效果。

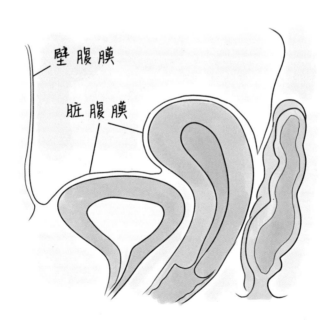

阴道松弛症：Kegel 盆底肌训练是个好方法

她是一个特别的患者，45 岁，来门诊找我看病，说她有阴道壁膨出，想要让我手术。我检查了以后，问她有没有合并尿失禁，她说有，但不是太严重。我说，那就先不必着急手术，阴道壁膨出不是特别严重，尚未达到需要手术干预的程度，可以先尝试进行盆底肌锻炼。

她支吾了半天，说还是想要做手术，想要修一下阴道壁。我顿时明白了，问她是不是对性生活质量不满意。她承认了，说自从生产了以后，感觉阴道壁松弛，老公和她自己都不满意，我测了下她的阴道宽度，大概可以容下我 4 根手指，让她收缩阴道的肌肉，也是非常弱。这就可以理解她为什么对性生活不满意了。

中国的患者往往比较含蓄，有关性生活方面的问题，也不太习惯当面和医生进行表达。她还算是勇敢的，敢于到医院来求医，想通过手术来解决这个问题。

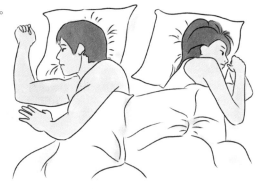

性生活质量，毫无疑问是妇产科里一个重要的问题。产后阴道松弛也是一个常见的问题。分娩的时候由于胎头对阴道壁以及盆壁神经的挤压，导致一些韧带、肌肉和神经的损伤，在产后出现阴道壁膨出，也有不少人可能会出现尿失禁的情况，即在跑、跳、咳嗽、大笑的情况下出现尿液漏出。阴道壁膨出、子宫脱垂和尿失禁往往是一组老年女性常见的退行性疾病。

Kegel 训练，是一种非常有效的训练盆底肌的方法，大概的方法就是提升肛门和收缩阴道内的肌肉，可以在排尿过程中，突然憋住尿 4 秒钟来体会下哪个是盆底肌。也可以将自己的手指伸入阴道内，收缩阴道肌肉，如果手指感受到了挤压的力量，那么就是一个正确的收缩方法。Kegel 训练，可以自己完成，每天重复 5~10 次，每次收缩 10 次阴道，经过 8~10 周以后，通常会有所改善。

Kegel 锻炼，在国外有一个区别于医生的不同专业，是物理治疗师，他们主要的工作就是教患者进行各种训练。可惜目前国内没有物理治疗师这一专业，繁忙的门诊工作又让我们无法静下心来好好进行这项研究。大家可以寻找一些这方面的资料，自行学习锻炼，就是对于正常女性来说，Kegel 锻炼也有助于提高性生活质量。

有些医院有电刺激的设备，将探头放在阴道内，通过电脉冲刺激阴道的肌肉进行收缩，治疗可以维持数周。

如果通过以上的方法，都没有效果，手术也会是一种选择的方案，手术中通过缝合修剪松弛的阴道壁黏膜，缩小阴道的径线，有助于起到瞬间缩小阴道，提高触觉的作用。最近也有一种非手术的激光治疗，通过在阴道内放置一个激光探头，辐照阴道壁，让阴道黏膜重构紧缩，是一种相对来说比较安全的治疗方案。

如果是绝经后的女性，局部使用含有雌激素成分的软膏，对阴道黏膜的改善、性生活质量的提高也有帮助。

我对这位患者进行了 Kegel 的指导，又对她尿失禁的情况进行了评估，经过检查，确实是存在着压力性尿禁的情况。患者经过了一个月的锻炼，自己觉得盆底肌锻炼没有达到她理想中的状

腹部、臀部、大腿不要用力

无需屏住呼吸

每天重复 5~10 次

Kegel 训练

手指伸入阴道，收缩阴道肌肉 10 次

态。因为合并有尿失禁，我为她制订了阴道壁修补和纠正尿失禁的手术方案，经过了大概 40 分钟的手术，完成了 TVT 和阴道壁修补。经过手术，她的阴道壁松紧的程度由术前的可以容纳下 4 根手指缩小为容纳两根手指。当然术后她还需要继续做 Kegel 锻炼，加强阴道内的肌肉的力量，经过这样的治疗，她的性生活质量也会得到提高。

面对医生，应该学会勇敢地表达自己的主诉，尤其对于性生活方面的问题，这没有什么可耻的，告诉了医生，也许医生可以为你找到一个解决问题的方法。但如果你什么都不说，医生就是想帮助你也无从下手。

小贴士

阴道壁膨出：指女性生殖器官包括盆底肌和筋膜以及子宫韧带因损伤而发生撕裂，或因其他原因使阴道支持组织不能恢复正常，露于阴道口外。

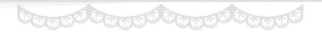

给
身体的
情书

原协和医院
妇产科副主任医师
的行医笔记

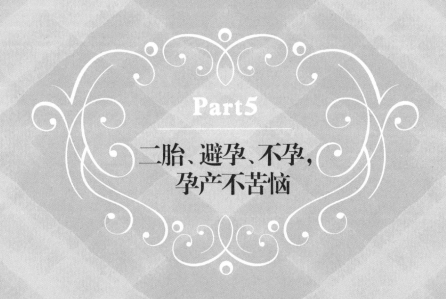

Part5

二胎、避孕、不孕，
孕产不苦恼

大龄生二胎，问题逐个看

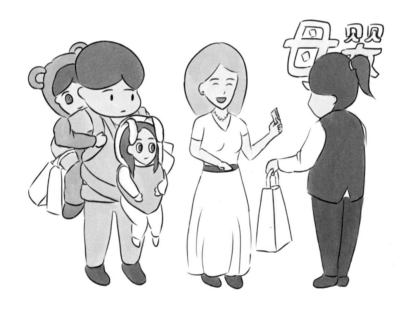

　　随着国家对二孩政策的放开，肯定有不少年龄稍微大些的女性考虑再生一个孩子，相对于年轻的女性，大龄女青年可能会面临着不同的问题。

　　年龄多大就不能生了？

　　生育没有一个绝对的年龄限制，当然年纪越轻，生育的机会越大，从生理角度考虑，妇女最佳的生育年龄在 20~25 岁之间。这段时期的妇女，她们的身体已经充分发育成熟并达到高峰，生育功能处于最佳。在 20 岁之前，怀孕对于心理的影响较生理更为明显，而从 30 岁开始，妇女的生育能力开始出现下降，最初的下降趋势比较平缓，到 35 岁之后的趋势下降明显。在 40 岁之后，妇女的生育能力明显降低，但此时并非绝对不能生育，想想以前一家生数个孩子的时候，生到最小的孩子时，母亲年龄达 40 多岁是非常常见的事情。

所以年龄不是一个绝对的问题，只要愿意，就有可能。一项研究表明，在年龄大于 30 岁，小于 35 岁时有生育愿望的妇女在 1 年内怀孕的概率为 75%；到 35 岁时，上述数字下降为 66%；40 岁时，概率仅为 44%；而到了 45 岁时，怀孕已经变得很困难了。

需要提前做哪些不同的检查？

如果平时身体健康，孕前没有必要做什么特殊的检查，进行正常的体检，了解身体的一般状态就可以了。当然，因为年龄偏大了以后，卵巢的功能较年轻的时候出现了下降，月经规律并不代表着一定会有排卵。如果想要在怀孕前了解卵巢的储备功能，也可以到医院通过一些激素水平的检测，目前可以衡量女性生育力的几个检测指标是：抑制素 B、抗苗勒氏因子（AMH）和尿促卵泡素（FSH）。前两项检测医院里面开展得并不多见，第 3 个指标一般妇产科医院都可以进行检测。

男方需要做些什么样的检查？

若非出现 3 次以上的早期流产（又称为习惯性流产），一般而言男性并不需要进行特殊的检测。如果有 3 次以上流产的情况存在，男性应该考虑做一个染色体检查，了解有无染色体异常的情况存在。若是有半年以上不育的情况，可以考虑进行精液常规检查。

如果有其他的疾病怎么办？

孕前若是有合并身体上的其他疾病，应该在怀孕前就医，寻求医生的专业意见，有些疾病，如甲状腺疾病、糖尿病、心脏病等，需要在孕前进行相应的调整。若是在疾病未控的情况下仓促怀孕，发生各种孕期并发症和胎儿畸形的概率将会增加。因此，若是在孕前有一些合并疾病，需要咨询。

若是第一个孩子有畸形或者异常怎么办？

需要寻求医生的专业帮助，寻找畸形的原因，有些问题可以在再次怀孕的时候尝试避免，但是，若本身有遗传方面的异常，需要通过产前诊断的方法来筛选和淘汰有问题的胚胎。

解除避孕以后多久可以怀孕？

这和避孕的方式有关。如果是口服避孕药避孕，以前曾经强调是停药后要避孕3个月以后才能受孕，但是近年来的研究证据都证实没有这个必要，可以在停止口服避孕药之后第二个月就怀孕。若是宫内节育器避孕，在取出后也是在下一次月经后即可尝试怀孕。

如果尝试了一段时间不能怀孕怎么办？

如前所述，年龄越大，生育力越低，如果经过一段时间的尝试，仍然不育，必要的时候也需要寻求医生的帮助。一般而言，医生会在女性尝试怀孕一年不成功以后进行一些必要的检查，当然超声、排卵监测、男性精子检测这些无创的检查都可以提前进行。

如果当女性年龄过大，自己的排卵功能已经丧失的时候，目前在医学上还有一种方法就是采用别人的卵子，在体外受精以后，再移植回体内，但此时从生物学的特性上来说，孩子的基因已经不是遗传自己的了。

高龄妇女孕期面临着什么不同的风险？

妇女的年龄越大，卵细胞质量就越差，而且在受精后携带异常染色体的可能性就越大。一旦妇女到了35岁左右，其生育一个先天畸形患儿的风险就会增加。所谓先天畸形，是指出生时即患有某种功能紊乱或者障碍。大多情况下，这是因为特定染色体数目过多或者缺失造成的。当同一染色体有3条，而不是正常的2条时，就会出现三体性。最常见的是唐氏综合征，或21-三体综合征，这样的患者有3条21号染色体。下表显示了年龄和发生唐氏综合征的关系。

母亲生育的年龄	患有唐氏综合征的风险	胎儿有出生缺陷的风险
30	1：952	1：384
35	1：385	1：204
38	1：175	1：103
42	1：64	1：40
44	1：38	1：25

对于高龄孕妇（35周岁以上），为排除怀患有唐氏综合征胎儿的概率，目前可以在孕早期的时候进行抽血筛查，在早孕11周的时候，也可以进行胎儿超声检查。胎儿无创DNA技术，是最近几年发展起来的一项新技术，虽然不能替代羊水穿刺培养，但是可以在很大程度上帮助医生来判断是否存在着胎儿染色体异常。

同时，研究显示，如果男女双方的年龄均大于35岁，男性的年龄也会对上述风险产生影响，并增加胎儿患有某些先天性缺陷的概率，而流产最常见的原因也是胎儿的严重缺陷，且出现的概率在大于35岁的妇女中较高。因此夫妻双方年龄大时流产的概率也会较年轻的时候增加。根据统计，高龄产妇孕早期有15%的概率会发生流产。

孕期有什么注意事项？

相较于年轻的孕妇，有些高龄孕妇孕期合并症如妊娠期糖尿病、妊娠期高血压的发生率较高，也就意味着在孕期需要进行更加严格的产前检查。如果上一次妊娠期有合并症的，本次妊娠也会有可能再次发生，这些都需要听从专业的医生建议。

但是要警惕一种现象——中国人孕期重视过度，因为怀孕了，就不敢运动，多吃多喝，这在前面警示过，在这里再提醒下：孩子过大，不好分娩。

年龄大了，一定要剖宫产生孩子吗？

年龄不是做剖宫产的绝对指征，只要有条件都是可以尝试自然分娩的，但是孕期的体重管理很重要，避免过度营养，适量运动是关键。

我上次剖宫产了，这次还可以自己生吗？

如果前一次妊娠是剖宫产，第二次是否一定要剖宫产呢？如果此前剖宫产是一些妊娠不可去除的因素，如骨盆异常，那么需要再次剖宫产。否则也可尝试VBAC（vaginal birth after cesarean section，剖宫产后阴道分娩），但是否合适，需要医生进行专业评估。

小贴士

尿促卵泡素：即促卵泡激素，尿促卵泡素是垂体分泌的可以刺激精子生成和卵子成熟的一种激素。与黄体生成素统称促性腺激素，具有促进卵泡发育成熟的作用，与黄体生成素一起促进雌激素分泌。

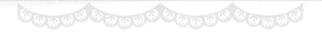

不孕首先要检查男性的精液

现在不孕的人越来越多，所以国内治疗不孕不育的机构也就多了起来，其中有不少坑蒙拐骗的医院。对于想怀孕而怀不上的夫妻，也不要太着急，可以先了解下和怀孕相关的事情。

首先，要了解不孕，先要知道怀孕是怎么实现的。

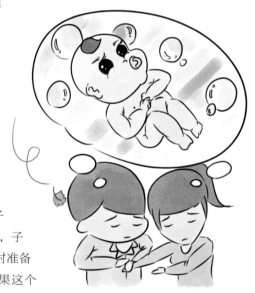

怀孕是一个系统工程，必须要一系列的条件都恰好到位的时候，怀孕才能发生。对于男方而言，相对来说，要求的比较简单，只要在性生活的时候有足够健康的精子排出即可。女性的月经生理周期和孕育是密切相关的。女性每一个月经周期，都经历了子宫在激素的刺激下出现子宫内膜的生长，到了月经中期以后，子宫内膜在孕激素的影响下，变为随时准备接收受精卵的"分泌期"状态。如果这个时候没有受孕，那么准备好的子宫内膜就会脱落，以月经的形式排出来。女性身体内的卵巢每月为受精做准备，在月经中期出现排卵，卵子排出后，在身体内被输卵管拾起，并逐渐向子宫的方向进行运输，如果卵子在输卵管运输的过程中，与精子遭遇并受精，受精卵就会被输卵管向子宫的方向进行运输，直到抵达子宫腔内种植下来，安家落户，此后受精卵继续生长，才能成为一个孩子。

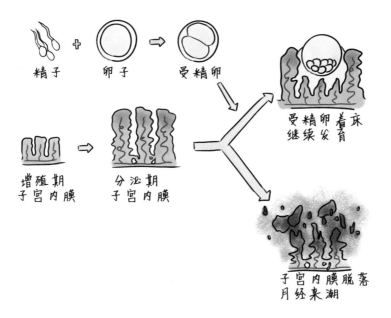

精子 ＋ 卵子 → 受精卵

增殖期
子宫内膜 → 分泌期
子宫内膜

受精卵着床
继续发育

子宫内膜脱落
月经来潮

在这过程任何一个地方有问题，都可能会影响到正常怀孕，导致不孕。

在临床上，对于不孕的定义是：男女双方在正常同房经过一年的尝试以后，如果不能怀孕，那么称之为不孕。在正常情况下，怀孕的概率在 80% 以上。

了解了受孕的过程，就大概可以了解如何进行不孕症相关的检查。在临床上，对于不孕的检查是一个渐进的过程，从简单到复杂，从无创到有创，一步一步进行，以最低的代价获得最有价值的信息，这个是原则。

如果诊断为不孕，首先要进行检查的是男方的精液，了解是否有精子数量、质量的异常，因为这个是无创的检查，所以应该作为第一步的检查。精子检查要注意的事项是在检查之前，需要有 5 天没有性生活，否则会不准确。如果发现男方的精液有数量上的异常或者质量的异常，应该到男科进行进一步检查，了解导致精液异常的原因。

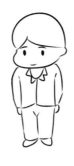

先查男方：

·精子数量
·精子质量
·其他原因

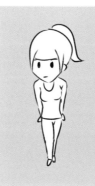

再查女方：

·排卵时间
·子宫及附件病变
·输卵管是否通畅
·卵巢激素水平是否正常

如果经过检查，男方没有问题，然后才对女方进行检查，相对而言，女方的检查较为复杂。

女方的第一项检查相对而言比较简单，如前所述，女性每个月只有排卵才能受孕，要了解排卵，有几个方法。

① 比较简单的方法是基础体温监测。排卵以后，卵巢的黄体开始发育，在孕激素的影响下，在早晨安静状态下测的体温会有所升高，因此通过基础体温测定的方法，了解在月经周期是否出现早期体温较低，后期体温较前升高 0.5℃（如有即是双相体温），由此可以判断是否有排卵。

② 用排卵试纸监测有无排卵，在月经周期中间，卵巢是受到一种叫促黄体生成素（LH）的作用而排卵的，现在市场上就可以买到测 LH 的排卵试纸，这也是一种了解是否有排卵的方法。

③ 直接用超声对卵巢内的卵泡发育进行监测，尤其是在月经中期的时候，如果观察到有增大的卵泡，随后卵泡破裂，也可以大概判断是否有排卵。

通常情况下，前两种方法较为经济、方便，往往被首选用于排卵的监测，第三种方法由于需要到医院进行超声监测，较为费事，通常情况下用来在促排卵的时候监测卵泡。

子宫附件的超声波检查也是了解不孕症的一项重要检查，子宫的畸形、输卵管积水或者卵巢的囊肿均可以通过超声波的检查来发现，这是一个无创检查。当然，如果在超声上发现一些异常，譬如发现一个囊肿，并不能提示具体是什么原因导致的问题，也许是输卵管积液，也许是输卵管或者卵巢发生了良性的囊肿，但是它有辅助临床诊断的作用。

如果经过检查，排卵没有问题，下一步需要了解的就是输卵管的通畅情况，输卵管在盆腔发生炎症的时候，非常容易出现堵塞、积水的情况，这也是不孕症的主要原因。

了解输卵管的通畅情况，可以通过通液或者子宫造影的方式。输卵管通液就是采用生理盐水注射到子宫腔内，通过阻力的判断来了解输卵管的通畅情况，如果往宫腔内注射压力过大，往往会伴有疼痛，提示可能有输卵管梗阻的情况存在，也可以通过超声同步监测输卵管的情况。

输卵管碘油造影则是向宫腔内注射造影剂，用 X 线检查子宫和输卵管的形态，子宫造影和输卵管通液不同的是，造影有 X 光片可以保留下来，检查后，别的医师也可以通过 X 光片大概来了解输卵管的情况。通常情况下，输卵管造影需要在初次检查后两小时或者24小时（取决于使用的造影材料）再次进行盆腔的X摄片，了解盆腔涂抹的情况。

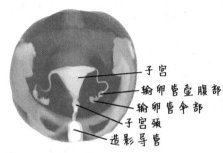

子宫
输卵管壶腹部
输卵管伞部
子宫颈
造影导管

正常输卵管碘油造影图

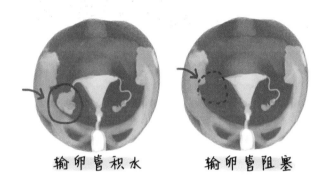

输卵管积水　　　　　输卵管阻塞

　　输卵管通液和子宫造影时要通过阴道向宫腔内注射液体，因此有潜在感染的风险，也会导致患者的不适、疼痛，因此是一个有创性的检查，但是它相对于腹腔镜、宫腔镜的检查创伤又相对小些。

　　激素的检查。这一项检查，通常是用于辅助了解体内卵巢的功能，如果是为了了解卵巢激素的基础状态，通常会在月经周期的第2天抽血，查卵巢的雌二醇（E2）、孕激素（P）、促卵泡生成素（FSH）、黄体生成素（LH）、雄激素（T）和泌乳素（PRL），如果发现某项激素异常，往往需要进一步了解导致的原因，在月经周期的后半期查孕激素的水平，也可以了解体内黄体的功能情况。

　　其次，还有关于抗精子抗体等检查，但目前在学术界存在着不一致的意见，因此在这不作为探讨范围。具体该项检查对于临床有多大的意义，还需要进一步评估。

　　最后，对于不孕症来说，就只能进行有创检查：腹腔镜和宫腔镜联合手术。通常情况下，腹腔镜用于腹腔内的脏器检查，了解子宫表面、输卵管、卵巢、腹膜以及腹腔内其他脏器的情况；而宫腔镜则是看子宫腔内部的情况。两者通常在一次麻醉下进行联合检查，以弥补一项检查的不足。

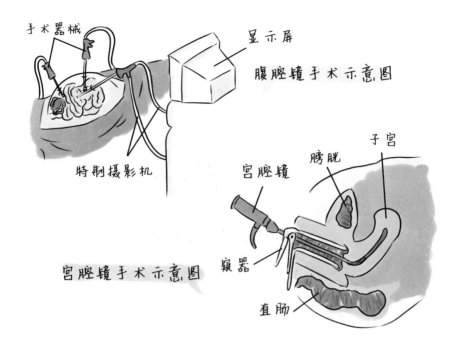

手术器械　　　　　　显示屏

腹腔镜手术示意图

特制摄影机

宫腔镜手术示意图

宫腔镜　　膀胱　　子宫

窥器

直肠

　　腹腔镜手术通常是要在腹部打几个孔来进行操作，宫腔镜手术则是通过阴道检查来完成。腹腔镜和宫腔镜的优点是直接，如果说造影是通过影像来了解输卵管、子宫的形态，而内镜检查则是直接观察，所以是比较直接。

　　腹腔镜和宫腔镜的另外一个优点是在检查过程中如果发现了异常的情况，马上就可以进行手术处理，譬如发现输卵管的积水，在腹腔镜下可以做输卵管的整形或者造口；如果发现有子宫肌瘤，可以在腹腔镜下手术剔除；如果发现有子宫腔的息肉或者纵隔，都可以在宫腔镜下行手术切除。

　　因为这是一个手术，需要麻醉，所以就有可能出现一些手术的并发症。通常情况下，如果在之前的检查中都不能发现病因或者发现了病因，需要在腹腔镜或宫腔镜下进行处理的时候，才会考虑这样的手术。

　　需要提醒的是，经过这样的检查以后，有些患者仍然可能查不到导致不孕的原因，临床上会称之为不明原因不孕，对于这些患者，医学家也需要进一步探索其病因。

　　一旦了解了不孕的病因以后，下一步就需要考虑对症治疗。

　　男方精液异常的问题，往往需要到男科进行检查和治疗。有些病因，譬如精索静脉曲张可以治疗。但有些病因可能无法去除。医生根据精子质量的异常程度，会建议通过人工授精富集精子或者采集单个精子直接注射到卵子里面的方法（ICSI）。

　　顺便提一下，精子对高温比较敏感，如果长期工作在高温的环境或者长时间开车，阴囊温度太高，有可能会影响精子的发育。因此，避免长期的高温，也是有助于男性提高精子质量的。

对于因为卵巢不排卵造成的不孕症，一些患者是由于存在着精神方面的因素，譬如老是担心自己怀不上，越怀不上越紧张，越紧张就越抑制卵巢的排卵，因此要学会适当地调整心态，自然的心态反而有利于自然受孕。

如果是因为一些疾病，譬如多囊卵巢综合征导致的不排卵，通常情况下要用药物来促排卵，如果卵巢功能良好，通常是可以促使卵巢排卵的；但是如果一些患者有卵巢早衰的情况或者年龄较大，促排卵可能会有困难，需要考虑借别人的卵子来帮助怀孕。

卵巢黄体功能异常的治疗相对来说比较简单，可以通过人工补充孕激素来替代需要的孕激素。

如果是子宫内部或者外部有异常的器质性占位存在，往往要通过宫腔镜或者腹腔镜手术来进行治疗。譬如子宫内膜异位症，患者往往是有痛经和性交痛，如果可以通过腹腔镜手术进行治疗，患者在手术后怀孕的机会往往会增加。

对于输卵管梗阻导致的不孕，患者可以考虑做腹腔镜下输卵管行造口或者再通，也有些医院尝试宫腔镜下用输卵管导丝进行再通，但是如果不成功，试管婴儿可以解决这个问题。

对于中医药在不孕症的治疗的地位，由于缺少循证医学的证据，目前并没有得到广泛的支持。但中医药却成为不少不良医院过度治疗敛财的手段，求医心切的不孕患者往往容易上当受骗，要警惕这些"送子"医院。

不孕症是一个说不难也不难，说难也难的疾病，规范化的诊治是关键。这个过程通常会消耗数月的时间。所以，不管怎么着急怀孕，也要先了解情况，不要病急乱投医。而且，女性每个月规律的排卵也是受精神因素影响的，如果每天想着怀孕的事情，每天用试纸测排卵，对自己的心理也是一种不良的刺激，所以应该先抱着无所谓的态度，不必把怀孕作为一个特别的事情来对待，精神放松了反而会更有利于受孕。

其次，有些不孕症相关的检查，如子宫输卵管造影等是有可能会带来风险的检查措施，在不需要的时候着急进行检查反而带来不良影响。

明白了怀孕的道理，希望大家不要在意父母亲朋的催促，怀孕自己做主，一切顺其自然！

小贴士

抗精子抗体：是一个复杂的病理产物，男女均可罹患，其确切原因尚未完全明了。男性的精子、精浆，对女性来说皆属特异性抗原，接触到血液后，男女均可引起免疫反应，产生相应的抗体，阻碍精子与卵子结合，而致不孕。

无痛人流 OR 避孕，有什么理由选择前者?

避孕教育，应该是从青少年就开始的一项工作，可能因为中国人比较传统，对于避孕羞于启齿，也未把它列到孩子们的教育中。在懵懂中成长的孩子意外怀孕遭受的痛苦可能会影响一辈子的健康。从有性生活开始，避孕就是每一个人都应该学习的基本知识。但是，因为没有商业利益，关于避孕知识，几乎没有得到任何推广。反而是无痛人流的广告贴满了大街小巷，每次看到这些，都觉得痛心疾首。

言归正传，先谈谈避孕方法都有哪些。

安全期避孕

这一方法应该说不是一种简单的避孕方法，因为排卵的时间因人而异，而精子在体内又可以存活数天的时间，使得安全期避孕成为一种很不安全的方法，若非特别有把握，建议不要选择安全期避孕的方法。

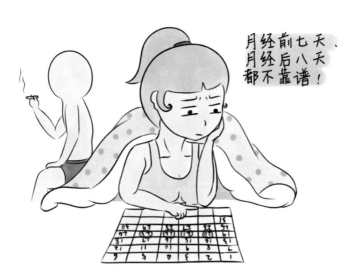

月经前七天、月经后八天都不靠谱！

屏障避孕法

包括避孕套、隔膜、宫颈帽，又称之为工具避孕，通过隔绝精子和卵子的结合起到避孕作用。避孕套应该是最常用，也最为安全的一种方法，同时还可以起到预防传染病的作用，适用从青少年到围绝经期的任何年龄。在其他方法不合适的时候，避孕套的方法都是合适的。

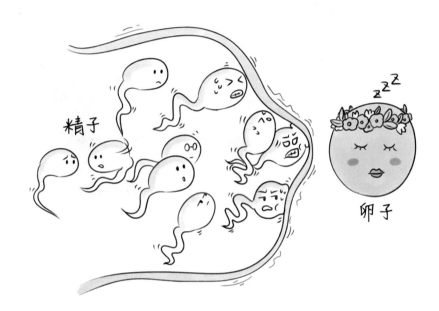

精子

卵子

口服避孕药

分为紧急避孕药和短效避孕药，紧急避孕药不能作为常规的避孕措施，因为它里面的激素含量大，服用后可能会导致月经紊乱，因此仅仅是作为事后或者临时性使用。短效避孕药可以在药店里面买到，一般是从月经的第一天开始每天口服一片，口服避孕药的效率接近100%，其避孕的原理是通过雌孕激素来抑制排卵。除了避孕的作用以外，其实它还可以用于痤疮、月经不调、内膜异位症等的治疗中，安全性还是非常可靠的。副作用主要有体重增加（新一代的口服避孕药优思明没有这方面的效应）、下肢静脉血栓的发生率增加。患有激素依赖性疾病的患者，比如子宫肌瘤或者乳腺相关疾病的时候，口服避孕药需要谨慎。口服避孕药的使用时间可长可短，如果有子宫内膜异位症等疾病，其实也可以长期应用。此外，年龄超过 40 岁以上者，也要避免长期使用口服避孕药。如果某一天忘记服用口服避孕药，应该在第 2 天补上，如漏服两天以上，应该要结合其他避孕方法，以降低失败率。

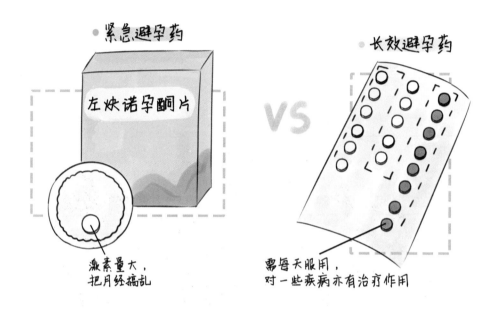

长效避孕针

避孕机制是抑制排卵。需每 2~3 个月注射一次。缺点是在停用避孕针后，正常的生育能力需要过一段时间才能恢复，通常在打最后一针的 6~24 个月后；可

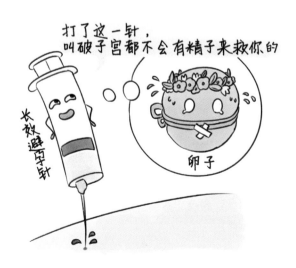

能伴有不规则出血，经期延长；经量增多等副作用，还有一些女性可能会有体重增加。

宫内节育器

以前用的节育器通常是圆圈状，所以又称之为避孕环，英文名字为 IUD。其材质里面通常是含有铜，避孕的原理是通过铜局部的反应影响受精卵的着床。近年来，又有新型的含有激素的避孕环（曼月乐）上市，除了避孕的作用以外，还有治疗子宫内膜异位症、痛经等的作用。IUD 其实是可以用于长期避孕的一种方法，通常情况下，可以放置 5~10 年，以前的金属环寿命更长。如果短期无生育计划或者生育后的避孕需要，我个人认为 IUD 是一种比较好的可逆的避孕方式，既可以避免长期服药的副作用，又可以减少使用安全套的不便。过去的 IUD 是圆形或者 T 型，如果选择大小不合适，或者个体子宫大小形态的差异，个别人在放置 IUD 以后可能会发生腰酸的症状，月经量多也是一个常见的症状，但是如果症状长期存在，可以考虑取出。

目前有形状呈条状的 IUD（吉妮环），造成的不适症状会大幅度下降。在过去的一段时间，网络中流传的一些对节育环的错误知识造成了不少人对它的恐慌，抛开计划生育不谈，IUD 仍然是一项不错的、可以用于长期避孕的措施。

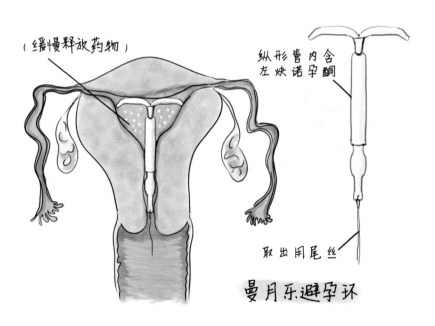

新型的带激素的避孕环由于含有缓慢释放的孕激素，可能会导致月经量的减少甚至月经完全消失，也可以缓解痛经的症状，如果不介意月经量的减少，也是可以考虑的一种方法，具体身体情况是否合适，请当面咨询医生。

IUD 也可以用于事后避孕，性生活后 5 天内，也可以通过紧急放置一个 IUD 起到避孕的作用。

皮下埋植

是在手臂的皮肤下做一个小切口，将释放药物的一根棒植入到皮下，可持续作用 3~5 年，但有导致月经紊乱的副作用，这一避孕方法的失败率是最低的。

杀精剂

可以在阴道内局部使用，有胶、泡沫、栓剂，但使用不方便，使用者不多。

选择避孕的方法，具体要根据年龄、疾病情况、近期有无生育要求来综合考虑。结婚后短期计划要小孩的，可以选择避孕套等屏障避孕法，或者口服避孕药。而短期没有计划要小孩的，可以考虑用 IUD。

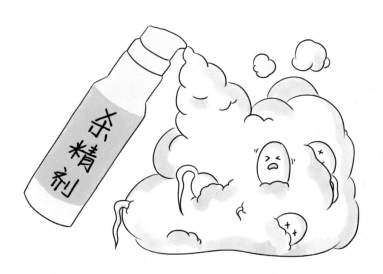

产后若是哺乳，不适用口服避孕药，可以用工具或者 IUD。生育完成后若是长期计划不再生育，可以考虑 IUD、皮下埋置或者长效避孕针。若合并有子宫内膜异位症、肌腺症或者痛经等疾病，曼月乐或者口服避孕药也是一种选择。

目前尚无男性使用的可逆的避孕方法。对于绝育术，有男性的输精管结扎、女性的输卵管结扎或者堵塞法。但是这些绝育方法，一旦有再生育的要求，需要再次手术来完成复育的功能，未必可以保证 100% 的成功。

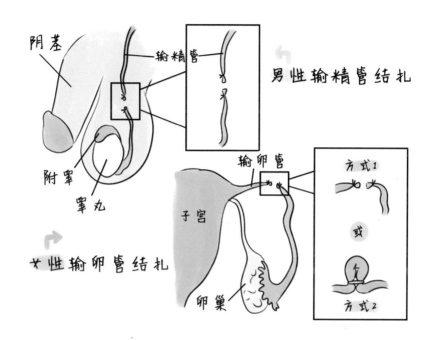

避孕是一个全民教育话题，涉及每一个成年人，教育应该从未成年人就开始。也希望所有的朋友重视起来，避免痛苦和不必要的损伤，也避免被所谓的"无痛人流"蒙骗。

小贴士

无痛人流：指在静脉麻醉下进行的人工流产，就是在吸宫流产手术的基础上，加上静脉全身麻醉，手术中没有痛感。无痛人流手术同样受到很多因素的影响，需要进行术前术后休养，才能防止人流后意外的发生。因此，进行无痛人流手术必须选择正规的医院。

皮下埋植——英国第一位的避孕法

皮下埋植在国外是一种相对比较流行的避孕方式，在英国，它是排在第一位的避孕方法。皮下埋植是把一根含有激素的棒埋植到非优势手的上臂内侧的一种方法，棒里面含有孕激素，通过孕激素持续缓慢的释放，抑制排卵而起到避孕的作用。

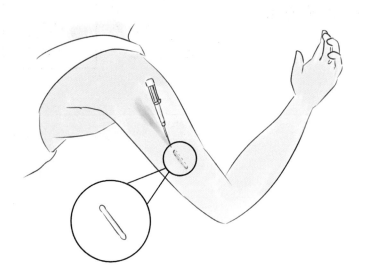

这种埋植只要排除了怀孕，可以在月经期的任何时候进行，哺乳期也可以植入。植入过程要在门诊完成，只需要做一个小的局部麻醉，医生可以将一根4cm长的植入棒埋到上臂内侧的皮肤下，如果不去触摸，一般不会感觉到它的存在。整个过程有了麻醉并不会特别疼痛。取出的时候也是如此，在局麻下就可以完成。

皮下埋植的优点是不会有忘记口服避孕药的麻烦，性生活的时候也不必考虑避孕的问题，避孕的效率也比较高，1年的累积失败率不到0.05%。对于平时月经量多的人，皮下埋植持续释放的孕激素也有助于减少月经量，痛经也可以得以改善，因此皮下埋植有的时候也用于子宫内膜异位症的治疗。

但是，皮下埋植并非没有缺点，植入以后第一年，出现月经紊乱、月经量减少的情况比较多，有接近50%的人会出现不规则出血和月经延长，这样的情况在一年以后会减少，如果植入后出现6个月以上的闭经，应考虑取出。个别人可能会出现局部的出血、感染。

所以，虽然多数人在大部分的情况下都可以使用，甚至人流术后或者产后哺乳期也可以使用。但也有一些情况是不适合使用皮下埋植的避孕方法的：

（1）已经明确怀孕。

（2）希望月经规律。

（3）月经之间或者性生活之后有出血的。

（4）有心血管疾病史。

（5）有血栓。

（6）有肝脏疾病。

（7）偏头痛者。

（8）有乳腺癌病史。

（9）有糖尿病合并症。

（10）有肝硬化或者肝肿瘤。

（11）有骨质疏松风险。

皮下埋植在国外使用比较多，产品放置以后可以持续3年。国内有些产品可以持续4~5年，一般医院的计划生育门诊都可以做这项手术，有需求的女性朋友具体可以咨询当地医院。

小贴士

孕激素：孕激素是由卵巢的黄体细胞分泌，以孕酮（黄体酮）为主。在肝脏中灭活成雌二醇后，与葡萄糖醛酸结合经尿排出体外。孕激素往往在雌激素的作用基础上产生效用。孕激素主要包括黄体酮、异炔诺酮、甲炔诺酮、己酸孕酮等。

紧急避孕可用，但不能作为常规避孕

紧急避孕并不能作为一种常规的避孕措施，经常采用紧急避孕措施会导致女性月经紊乱。紧急避孕通常是作为一种补救措施，在国外又被称之为 Plan B。

紧急避孕通常是在性生活未受保护之后的几个小时和几天内进行，其原理是在受精之后、受精卵尚未在子宫上着床时采用一些措施来防止受孕。

大家知道比较多的是口服紧急避孕药，药店里面可以买到一种叫毓婷的药物，不需要处方，可以在性生活 72 小时内口服一片，在 12 小时之后再重复一次，失败的概率大概在 2% 左右。

除此之外，还有一些别的措施，但是需要到医院计划生育专科寻求医生的帮助。米非司酮是一种可以抗早孕的药物，可以在性生活之后的 5 天内服用一片，失败概率大概在 0.5%。

另外一种方法就是在性生活之后的 5 天内，到医院安放一个带铜的宫内节育

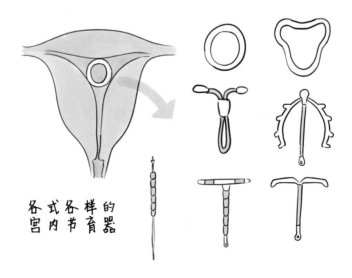

各式各样的宫内节育器

器，起到防止受精卵着床的作用，失败的概率在 0.1%。

　　总之，紧急避孕不能作为一个常规的避孕措施，做好日常的避孕工作，才是更加重要的。

小贴士

宫内节育器：节育器是一种放置在子宫腔内的避孕装置，由于初期使用的装置多是环状的，通常叫节育环。"上环"是中国育龄期妇女最常选用的长效避孕措施，往往一个环在体内放置的时间可达十余年。

阴道重建，石女的治疗方法

石女，是对先天性无阴道、无子宫患者的一个俗称，医学上一个更加正式的名称是 MRKH 综合征。

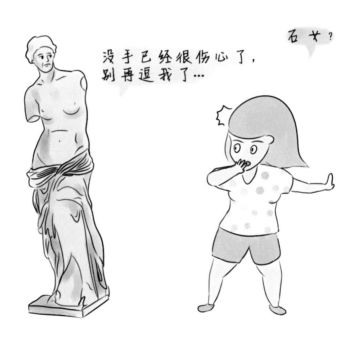

这类患者一出生就存在着畸形，没有阴道或者只有一个浅窝，子宫通常是呈花生米大小，没有生育功能，有个别的患者有功能性的子宫存在。通常在出生的时候没有症状，也发现不了，一直到 16 岁左右，青春期该来月经不来的时候才被妇科医生发现问题。

MRKH 综合征的病因并不太清楚，目前尚未找到其基因方面的问题。宫内子宫、阴道的发育在胚胎 6 周左右的时候，由一个副中肾管的胚胎结构双侧融合形成，若是在这个过程中有外界因素的影响，或出现了发育的问题。患者通常卵巢功能没有问题，有正常的雌激素的分泌，也有乳房、阴毛的发育。有部分的患者可能会合并有一侧肾脏发育不全、听力障碍或者心脏问题。

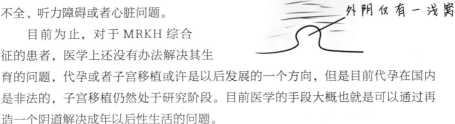

输卵管

卵巢

左侧畸形子宫　　　　　右侧畸形子宫

阴道阙如

外阴仅有一浅窝

目前为止，对于 MRKH 综合征的患者，医学上还没有办法解决其生育的问题，代孕或者子宫移植或许是以后发展的一个方向，但是目前代孕在国内是非法的，子宫移植仍然处于研究阶段。目前医学的手段大概也就是可以通过再造一个阴道解决成年以后性生活的问题。

对于在青少年时期就出现周期性下腹痛的患者，手术时间会选择在青春期。目前我们也在尝试各种打通子宫和下面留出阴道的方法，让月经血有机会从下面流出，但是长远来看，宫颈口容易反复堵住，导致各种问题，生育的机会并不大。

对于没有周期性下腹痛和子宫的患者，目前一般是选择在成年后，计划有性生活开始之前帮助患者重建一个阴道，目前还不能移植子宫、解决生育的问题。

对于重建阴道，有不同的方法。

最为简单的方法就是顶压法，就是用外力在浅穴的地方进行顶压，用一个软模具进行顶压后可以形成一个人为的阴道，这一方法不需要额外的手术，损伤也

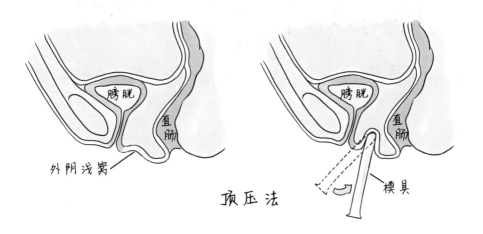

膀胱　　　　直肠

膀胱　　　　直肠

外阴浅窝

模具

顶压法

较小，我已经尝试过 100 多例这样的病例的治疗，仅见过 1 例患者在顶压过程中出现尖锐损伤导致出血的情况，停用一周后也即好转，约 2/3 的患者都可以成功，不需要手术。目前这一方法已经成为龚大夫在门诊对 MRKH 综合征首选的治疗方法。这一个方法贵在坚持，顶压刚刚开始的时候可能会有疼痛，我们可以用些麻醉止痛药来缓解疼痛，一般经过 2 周之后，疼痛可以忍受时就不需要使用止痛药了。形成一个 6cm 以上的人工穴道以后，就可以尝试性生活了，之后的性生活也有助于人工阴道的继续延伸。这种方法简单、便宜、安全、快速，应当成为 MRKH 综合征的首选治疗方法。

若是顶压失败，可以考虑手术，手术的目的不仅仅是要创造一个人工的穴道，更重要的工作是考虑如何维持住阴道的黏膜。手术形成的穴道因为是他力形成的，所以特别容易塌陷，如果长期不用，也会逐渐缩短。人工造穴手术容易，在穴道的表面需要采用不同的材料来覆盖，这样的材料有羊膜、生物补片、口腔黏膜、

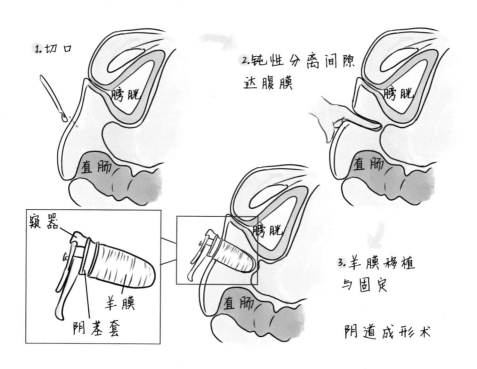

皮肤、腹膜、肠管，基于损伤的角度考虑，我个人倾向于采用生物补片或者口腔黏膜，损伤较少。腹膜的方法，因为需要将腹腔内的黏膜下拉，因此需要进行腹腔镜手术，会在肚子上遗留疤痕。皮肤皮瓣移植的方法因为移植之后的阴道没有

黏液分泌，较为干涩。国内也有不少医生采用肠管，但是我本人认为，相对而言，采用肠管手术创伤较大，需要切除一段肠管，不太建议采用，手术以后也有患者抱怨阴道较为宽松，缺乏感觉。

对于 MRKH 综合征的患者，解决生育问题目前仍然比较困难，若是在国内代孕合法，可以通过代孕来解决，但是目前国内代孕是非法的，只能考虑在国外的医院完成代孕。子宫移植也许是未来的一个方法，国外的一些研究者在尝试子宫移植的研究，或者在若干年后能够成为现实。

小贴士

副中肾管：副中肾管的头段与腹腔相通，形成输卵管部。副中肾管中段，向内向下斜行，演化为子宫底部和体部，副中肾管两侧合并形成子宫颈及阴道上段。副中肾管尾段形成阴道上段，最尾端与尿生殖窦相接，于胎儿 12 周时形成副中肾结节，两者相通，形成阴道下段，尿生殖窦上皮增生，形成环状薄膜，是阴道外口，称为处女膜。

给
身体的
情书

原协和医院
妇产科副主任医师
的行医笔记

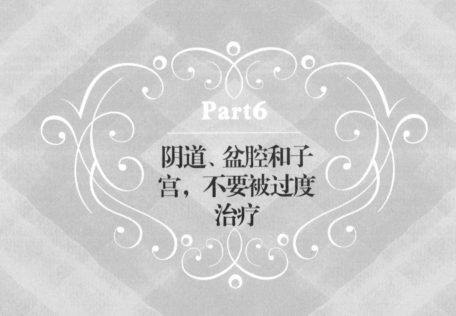

Part6

阴道、盆腔和子宫，不要被过度治疗

吓死宝宝了，阴道里竟然有这么多菌

你了解你的阴道环境吗？

首先，外阴的样子，来来来，拿着小镜子，自己照一下，它形状如鲍鱼，由阴阜、大阴唇、小阴唇、阴蒂、前庭（阴道口、前庭球、前庭大腺、尿道外口）组成。

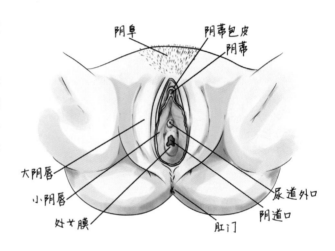

阴阜　　阴蒂包皮
　　　　阴蒂
大阴唇
小阴唇
处女膜　　尿道外口
　　　　阴道口
　　　　肛门

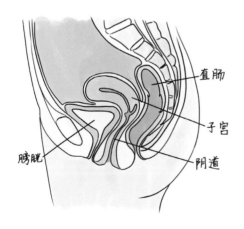

膀胱　　直肠
　　　　子宫
　　　　阴道

阴道及阴道内生态环境

阴道是女性内生殖器的主要组成器官之一，它和子宫、输卵管、卵巢组成了内生殖器。阴道壁自内向外由黏膜、肌层和纤维组织膜构成。黏膜层由复层扁平上皮覆盖，无腺体，淡红色，有许多横行皱褶，有较大伸展性，受性激素影响，有周期性变化。

阴道和邻居器官们的关系

和外阴

阴道内环境和外阴如果发生炎症，有时是单独存在，有时是两者同时存在。

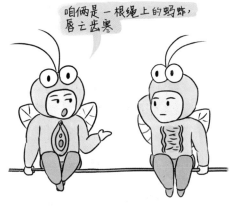

和尿道

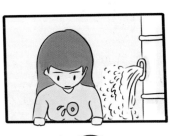

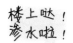

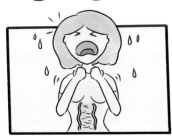

和肛门

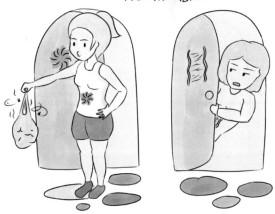

阴道内正常的微生物群

正常阴道内有病原体寄居，形成阴道正常微生物群。

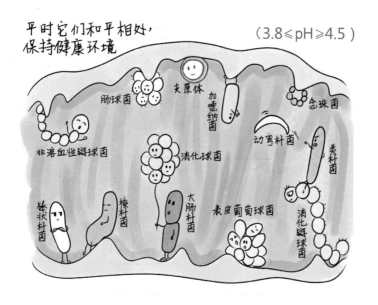

好人

阴道中的和平小天使——乳杆菌。

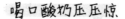

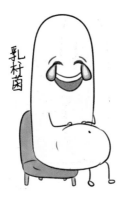

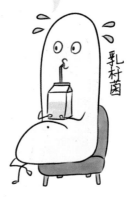

打酱油的以及坏人们

阴道微生物群包括棒状杆菌、非溶血性链球菌、肠球菌、表皮葡萄球菌、加德纳菌、大肠埃希菌及摩根菌、消化球菌、消化链球菌、类杆菌、动弯杆菌、梭杆菌、普雷沃菌、支原体和念珠菌。

菌如果有星座的话，它一定是个双子座，因为它拥有双相菌，有酵母相（善良）和菌丝相（邪恶），当你身体环境很好，白色念珠菌呈现的是善良的酵母相，并不引起症状，当全身及阴道局部细胞免疫功能下降时，白色念珠菌开始大量繁殖，并转变为邪恶的菌丝相，出现症状。

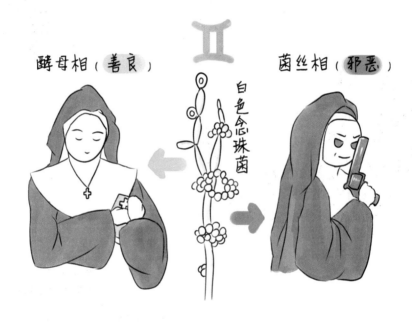

阴道生态系统如何维持平衡

生态系统

① 乳杆菌、雌激素和阴道 pH 起重要作用。

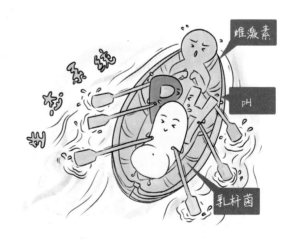

2　雌激素使阴道上皮增生尖厚，并
增加细胞内糖原含量，阴道上
皮分解糖原为单糖，乳杆菌
将单糖转化为乳酸，维持
阴道正常的酸性环境
（3.8 ≥ pH ≤ 4.5），
从而抑制其他病原
体生长，这种就是
阴道自净作用。

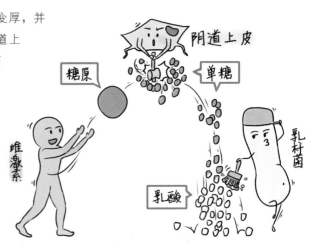

3　健康的菌群，应该以
产生过氧化氢（H_2O_2）的
乳杆菌为优势菌，它维
持酸性环境，产生的 H_2O_2
及其他抗微生物因子可以
抑制或杀灭其他细菌。

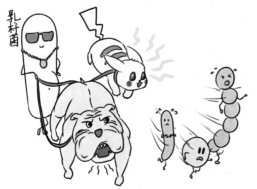

影响因素
1　激素降低。随着年龄增大，雌激
素水平降低（萎缩性阴道炎）。

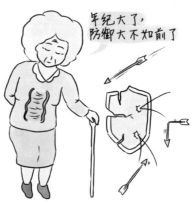

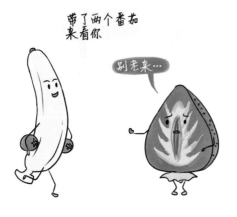

2　频繁性交。阴道 pH 升
高，频繁的性交（性交后
阴道 pH 可上升至 7.2 并
维持 6~8 小时）。

③ 阴道内灌洗，影响乳杆菌生长。

④ 抗生素抑制乳杆菌生长。尽量远离抗生素，因为它是乳杆菌的死对头！

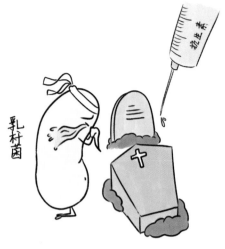

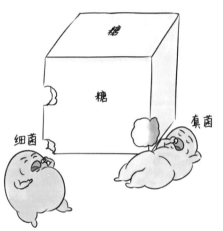

⑤ 糖尿病。糖尿病患者阴道上皮细胞中的糖原含量增高，阴道内正常的酸碱平衡环境被破坏，也容易导致致病菌的生长而引发阴道炎。

⑥ 邻居们的垃圾。亲爱的女性朋友们，在注意我们阴道卫生的同时，也要注意邻居肛门的卫生呢，要小心细菌串门啊！

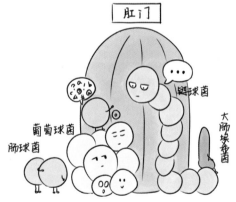

⑦ 一些不良的穿衣习惯。不要为了展现我们妙曼的曲线而穿过紧的衣服，这样对我们的身体十分不利呢！

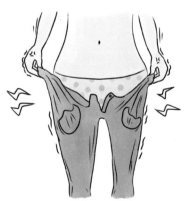

8 不良的清洗方式。在衣物清洗的时候谨记：外衣与内衣分开清洗，尽量使用手洗，避免细菌滋生！

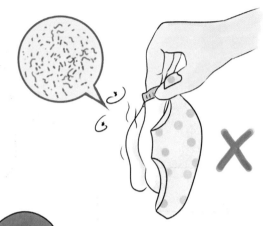

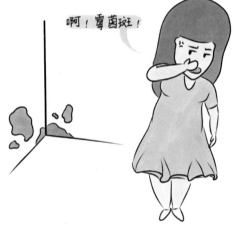

9 室内环境（是否有霉菌墙）。大家一定要定期检查自己的室内环境，防止霉菌墙的产生！

10 性生活简单一些好。亲们，每天不要太勤奋努力哟！

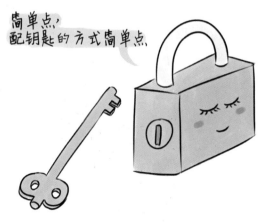

当你发现阴部瘙痒、分泌物多、分泌物气味有异常，那么应该做的不是百度，而是去医院妇科进行检查，因为只有在医生对你的症状进行检查，并取阴道分泌物做 pH 和病原体检查后，才能正确判断是何种炎症，对症治疗。

PS：切忌有病找度娘，只会自己害自己！

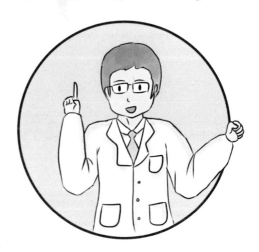

切忌！有病找度娘会自己害自己！

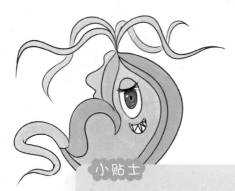

小贴士

还有一个不是细菌的东西 —— 滴虫（在 pH 为 5.2~6.6 的环境中生存）。滴虫会消耗吞噬阴道上皮细胞的糖原，阻碍乳酸生成，使 pH 升高。滴虫是一种极微小、有鞭毛的原虫生物，用肉眼无法看到，须在显微镜下观察，一般都是经由性行为而感染。

盆腔积液：没有症状就不用太担心

很多人在做常规妇科检查的时候发现会有盆腔积液，通常也没有任何不适的症状，但是不少人却被用抗生素来治疗，这是一个典型的过度治疗的情况。

盆腔是腹腔里面的最低处，所以腹腔里面任何造成液体渗出的情况，都有可能会在盆腔内出现，有可能是生理性的，有可能是病理性的，所以单纯的一个盆腔积液，并不需要太在意。

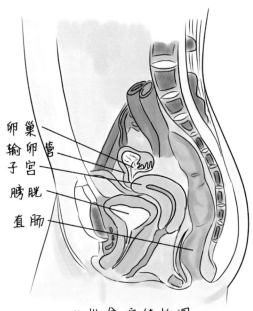

卵巢
输卵管
子宫
膀胱
直肠

女性盆腔结构图

小贴士

盆腔：包括生殖器官（子宫、输卵管、卵巢）、盆腔腹膜和子宫周围的结缔组织

盆腔炎：治疗要分急、慢性

说到盆腔炎，很多人深受其扰，苦不堪言，这个，说起来先要区分慢性和急性。

急性盆腔炎，一般有发热、腹痛、白带增多的急性炎症症状，诊断上是比较容易的，主要是靠抗生素治疗。更让大多数人苦恼的是慢性盆腔炎，或者是附件炎。

目前来说，没有一个特异的方法来诊断盆腔炎、附件炎，往往大夫一个查体，按压局部有点疼痛，就诊断是盆腔炎了。但我个人认为，这个是不太可靠和准确的。可目前也没有好的诊断方法来协助医生进行诊断。

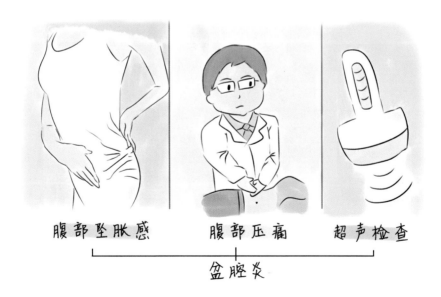

腹部坠胀感　　　腹部压痛　　　超声检查

盆腔炎

超声检测有时候能发现输卵管、卵巢的积液，可能提示是慢性炎症的表现，但是超声上的发现未必有症状，没有症状也就不需要特殊的处理，除非是有生育的要求。

因此，我通常会结合体检的情况进行问诊，盆腔的炎症往往会合并有腹部下坠的感觉，如果局部有压痛，才会考虑盆腔炎的诊断。当然在诊断上，也有些患者有子宫内膜异位症，甚至是临近脏器肠道和泌尿系的问题，也会造成混淆。

治疗上，慢性盆腔炎用抗生素治疗效果不好，通常情况下我会建议患者采取中医配合理疗的方式来治疗。中医最好是找一些有经验的医师通过口服汤药来治疗，而理疗科的治疗，一般需要持续1~2周的时间，通过一些物理治疗的方法来干预。

小贴士

盆腔炎：是指女性盆腔生殖器官、子宫周围的结缔组织及盆腔腹膜的炎症。慢性盆腔炎往往是因为急性期治疗不彻底迁延而来，细菌逆行感染，通过子宫、输卵管而到达盆腔。因为女性生殖系统有自然的防御功能，在正常情况下，能抵御细菌的入侵。只有当机体的抵抗力下降，或由于其他原因使女性的自然防御功能遭到破坏时，才会导致盆腔炎的发生。

子宫内膜息肉：27%可以自然消退

子宫内膜息肉是妇科常见的一种疾病。通常情况下，在妇科检查的时候被发现，因为大部分患者没有任何不适症状。有68%左右的患者可能会发生异常阴道出血，异常出血的形式不一，有月经过多、不规则出血、性生活后出血或者经间出血。绝经后出血中也有1/4左右的患者是因为息肉。有1/4的患者可能会同时合并有宫颈息肉的存在。

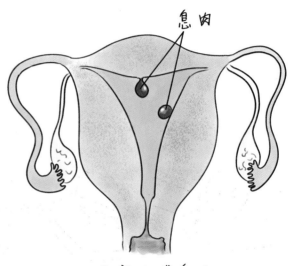

息肉

子宫内膜息肉

子宫内膜息肉的病因目前还不太确定，可能是一个多基因的疾病，和雌激素、孕激素都有关。有的乳腺癌患者使用三苯氧胺也容易发生息肉。

据调查统计，子宫内膜息肉的发生率大概在7.8%~34.9%，年龄越大者，发生率越高；绝经后发病率比绝经前高。

子宫内膜息肉是否需要处理，需要综合考虑患者的症状、恶变的风险、是否合并有不育的问题以及医院的条件来进行决策。有27%的息肉，经过一年的观察，可以自然消退。通常而言，1cm以下的小息肉容易消退，且恶变的机会不大，因此，1cm以下的息肉可以选择保守观察。

有研究提示，在经过孕激素类的药物治疗后，息肉有更大自然消失的机会，但需要考虑长期服用激素类药物的副作用。含激素的避孕环（曼月乐）对降低息肉的发生也有作用，但是目前仍然处于研究中。

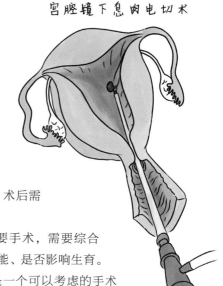

宫腔镜下息肉电切术

在治疗方面，盲刮已经不推荐使用，更多建议进行宫腔镜手术，宫腔镜不仅可以检查宫腔内的情况，也可以同时手术切除息肉。

患者如果存在息肉合并不育，是一个手术切除子宫息肉的指征，术后的妊娠率可以达43%~80%。通过手术可以改善妊娠结局。

子宫内膜息肉术后复发是一个少见的现象，国外有研究显示，9年的复发率在3.7%，术后需要再次手术干预的较少。

总之，被诊断为子宫内膜息肉后是否需要手术，需要综合考虑患者的症状、息肉大小、是否有恶变的可能、是否影响生育。如果需要手术，宫腔镜检查并同时切除息肉是一个可以考虑的手术方式。

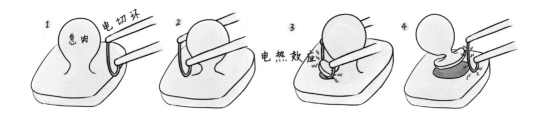

小贴士

息肉：是指人体组织表面长出的多余肿物，通常把生长在人体黏膜表面上的赘生物统称为息肉。

子宫托：治疗盆腔脏器脱垂不用动手术

　　子宫托是 ACOG（美国妇产科学院）推荐的、泌尿妇科医生治疗盆腔器官脱垂（POP）的一线疗法，是目前唯一具的肯定作用的治疗盆腔脏器脱垂的非手术治疗法。子宫托适用于大多数 POP 的妇女，大约 75% 的患者可以选择使用子宫托，不必考虑 POP 的程度和突出物的大小。

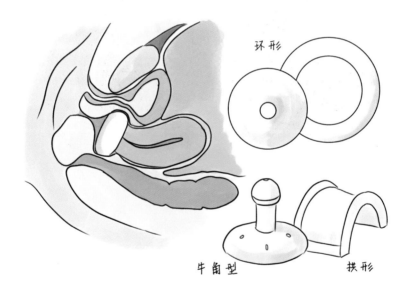

子宫托的适应证和禁忌证

适应证

　　各种程度和类型的 POP，术前评估和准备，如术前判断手术能否成功缓解泌尿道梗阻症状。

临时用于由于严重脱垂导致阴道壁受损的病例。

改善阴道壁的完整性。

作为 POP 非特异性症状的一种诊断病因的方法。

禁忌证

阴道炎症。

急性盆腔炎性疾病。

严重溃疡。

组织严重萎缩。

有上述情况请向临床医生寻求帮助，治愈后再放置子宫托。

子宫托的试戴

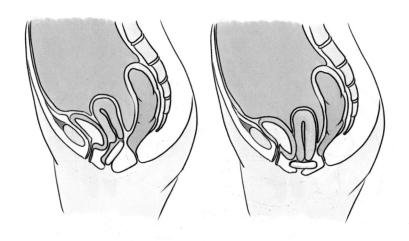

放置注意事项

轻轻回纳脱垂。

润滑子宫托：雌激素软膏 / 抗生素凝胶 / 消毒剂。

尽可能以子宫托最小径线放入。

置入后做 Valsalva 动作评估合适度。

成功放置标准

做屏气用力动作时子宫托不会排出。

患者舒适，在走动、坐下和排尿时不会有强烈异物感。

放置

对折 & 仅润滑末端。

凸向上，向后放入。

一旦放入阴道即自动打开。

处于倾斜方向，置于后穹隆与耻骨后之间。

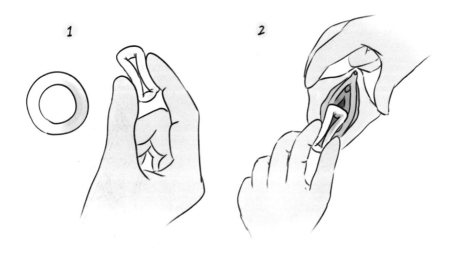

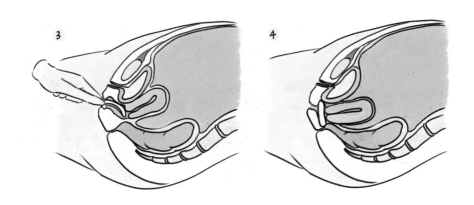

取出
触及凹口处拉出

如果从环中脱垂，使用带有支持膜的子宫托。

适用于各种程度的脱垂。

松弛的漏斗形出口易挤出。

侵蚀性小，罕有严重分泌物增多。

不需经常检查。

易于放取。

可改善尿失禁。

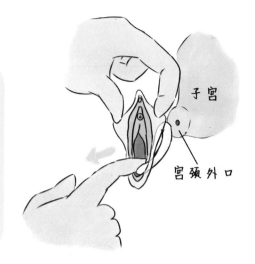

子宫

宫颈外口

牛角形子宫托的放取

放置

下推会阴，分开阴唇。

放入侧边，螺旋向上。

上推直至宫颈位于其后，触角应斜向会阴。

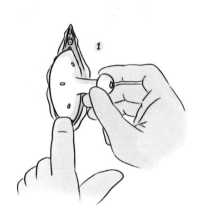

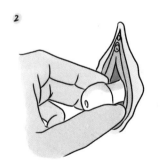

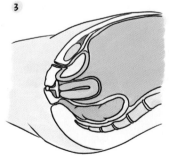

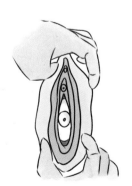

取 出

抓住球节拉至阴道口（单齿挟钩，环形钳）。

指钩破坏其吸引。

分开阴唇，将底盘转向。

至平行于阴道口。

下压会阴取出。

对重度脱垂效果较好。

强有力的支持。

适用于出口支持组织较差者。

取出不方便。

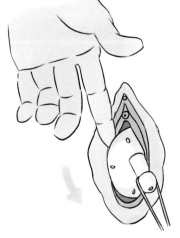

子宫托的作用及意义

作 用

机械支持，纠正盆腔器官位置失常。

减轻盆底组织紧张度，从而减少其强度损伤，改善组织血液循环，促进肌肉强度恢复。

意 义

免除手术。

延迟手术。

为手术做准备。

评估手术效果。

发现存在的问题。

缺 点

不能从根本上缓解子宫脱垂。

较为麻烦。

子宫托并发症的预防

规律地摘戴子宫托。

掌握正确佩戴和取出子宫托的方法。

评估患者或护理人员的认知能力和动手能力。

粗环形子宫托每两周取出一次，牛角形子宫托每周取出一次，浸泡在冷却的沸水中，第二天早晨佩戴。

雌激素应用

绝经期妇女局部涂抹雌激素，通过增加阴道组织厚度、改善阴道内环境，从而减少阴道溃疡和黏膜磨损。

定期随访

第1年每3月1次；之后每6月1次；也有研究认为，每半年甚至1年随访1次。

随访内容：有无阴道流血或分泌物异常，有无阴道溃疡或结节，每年行TCT，必要时行病理检查。

小贴士

后穹隆：阴道穹分为互相连通的前部、后部和侧部，以阴道穹后部最深，阴道后穹隆的后上方即为直肠子宫陷凹，两者间仅隔以阴道后壁和覆盖其上的腹膜。

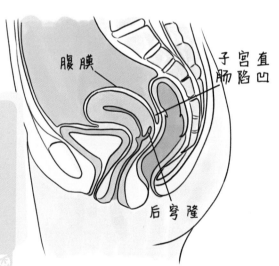

子宫肌瘤，是做手术还是带瘤怀孕？（上）

一个典型的病例：一位33岁的女性，4年前查体发现子宫肌瘤，一直没有症状，开始的时候是一个2cm不到的肌瘤，此后每年复查，肌瘤逐渐增大，现在瘤子有5cm左右了，来门诊想知道能否怀孕？有些医生建议手术，有些医生建议带瘤怀孕。

面对这样的情况，应该怎么办呢？我需要阐述一个临床思维的问题，现代医学日渐讲循证医学的概念，就是需要为疾病的治疗找到一个对比研究的结果。针对同样的人群设计一个临床研究，比如将同样有5cm肌壁间肌瘤的1 000个患者进行随机分组（注意：不是根据医生或者患者的意见或者要求，而是通过类似掷骰子的方法来决定患者去哪个组），一半患者带瘤怀孕，一半患者做手术。5年以后来看结果，到底哪一个方法生育了孩子的更多。

一旦有了这样的研究结果，问题的答案就有了。当然，往往一个研究不够，需要在不同的地方，针对不同的人群做研究，这样就可以把所有的研究结果汇总在一起，得出一个汇总分析（学名又称之为"荟萃分析"）的结论，一旦有这样的结论，问题就有了确切的答案。

遗憾的是，目前没有这样的研究结果！现实中，大多数患者会问有没有这样的随机对照研究的结果，而一旦问她们自己是否愿意被随机分组进行研究的时候，很多人都不愿意（其实这不是做小白鼠，在一个问题有答案之前，参与研究也是对其他人的帮助，在NCCN肿瘤的指南中就把参与临床研究当成了一种治疗的措施）。

在没有随机对照研究的情况下，医生可以做的就是告诉你已知治疗方案的利弊，然后由医生和患者来共同探讨治疗方案，或者根据经验来决策。当然，这样的处理方式未必是最好的，因为无论是医生还是患者都不知道真理在哪里。

对于孕前子宫肌瘤的问题，目前可以知道的大概就是下列几项：

① 带瘤怀孕时，子宫肌瘤会影响胚胎的着床，增加流产的机会，在孕早期有10%~5%发生红色变性腹痛的机会，没有破裂的机会，在晚期会增加产后出血、胎位异常的风险。

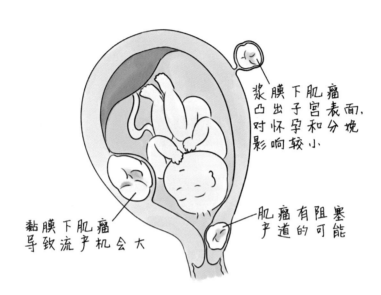

浆膜下肌瘤凸出子宫表面，对怀孕和分娩影响较小

黏膜下肌瘤导致流产机会大

肌瘤有阻塞产道的可能

② 手术剔除肌瘤会有手术相关失血、感染的风险，手术以后子宫有疤痕，下次怀孕有5‰破裂的风险，手术以后子宫的创面也容易和外面形成粘连，导致下一次手术的困难，手术以后仍然有肌瘤复发的问题，手术以后也需要避孕3~12个月后考虑下一次怀孕。

③ 新的治疗方法——聚焦超声技术（磁波 or 海扶刀）可以让肌瘤失去血供，治疗后萎缩，避免手术相关的创伤，但是相对来说肌瘤残留复发的机会比手术要大。目前接受聚焦超声治疗后妊娠的病例数量还不多，难以形成破裂或者妊娠结局不良的大样本研究结论，优点是没有手术粘连的风险，恢复也比较快。

至于说这3种方案哪个在5年后生育孩子的机会更多，我们缺乏研究的结果，所以无法知道。了解了这些方法的利弊以后，若是愿意参加随机对照研究当然好，若是不愿意，则需要共同和医生来讨论下一步的治疗方案。

有一些情况是不太倾向于保守观察带瘤怀孕的，包括：

① 已经有月经量多、压迫膀胱或者直肠的症状了。

② 已经有不孕了，而且排查了其他原因导致的不孕，剩下就只有子宫肌瘤的问题。

③ 有对宫腔产生压迫的黏膜下肌瘤，黏膜下肌瘤导致流产的机会大。

子宫肌瘤切除术

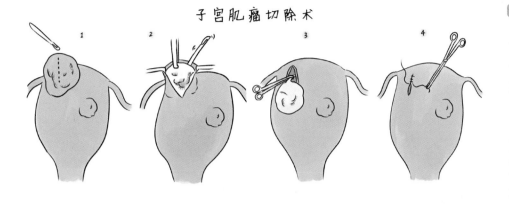

④ 若是在过去有过一次不良孕产史，在中期或者晚期（孕 3 个月以后）出现怀孕流产的问题。这样的情况更加倾向于通过手术或者海扶刀干预处理。

另外一个也是经常被问到的问题，若是手术，微创好还是开腹好？目前也没有大样本的研究结果，有限的随机对照研究提示两组没有差异，能做腹腔镜手术的从创伤恢复角度来说快一些，但是腹腔镜对医生技术有一些要求，若是腹腔镜下缝合不成问题，那么腹腔镜手术还是可以受益更多。

小贴士

胎位异常：胎儿在子宫内的位置叫胎位。正常的胎位应为胎体纵轴与母体纵轴平行，胎头在骨盆入口处，并俯屈，颏部贴近胸壁，脊柱略前弯，四肢屈曲交叉于胸腹前，整个胎体呈椭圆形，称为枕前位。除此外，其余的胎位均为异常胎位。

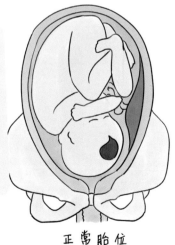

正常胎位

子宫肌瘤，做手术还是带瘤怀孕？（下）

"医生，我得了子宫肌瘤，长了几年了，现在 7cm 了，要准备生育，我该手术还是观察？"门诊中经常遇到这样的问题。这是因为，子宫肌瘤有不少发生在年轻患者中，是育龄期的常见疾病，因此有不少患者需要面对生育的问题。如果是有症状的肌瘤，譬如月经量过多、贫血或者有压迫症状，不管是否计划妊娠，都是需要考虑处理的。

这里，我们首先讨论没有症状的子宫肌瘤的处理。从过去研究的结果来看，患有子宫肌瘤的人和没有子宫肌瘤的人相比，发生自然流产的概率要高些，临床妊娠率、活产率、胚胎移植以后种植的概率，大概都是会降低的。但是相对而言，怀孕了以后，早产的概率没有区别。

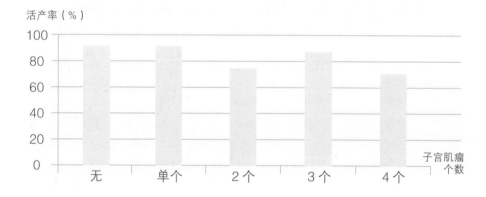

有研究显示，没有子宫肌瘤的人怀孕以后，活产率是 92.4%，而有一个肌瘤者活产率是 92.0%，而两个或两个以上肌瘤者，活产率为 76.4%。

最大肌瘤直径	No.	自然流产发生率 *
<2cm	39	20.5%
2~4cm	58	8.6%
>4cm	46	15.2%
所有肌瘤	143	14.0%

*p=0.24　3组之间流产率对比

从肌瘤的大小来看，在流产率上差异并不太明显（见上表）。

如果考虑肌瘤的不同部位，可以看出，黏膜下肌瘤会影响到临床妊娠率、胚胎种植率、活产率，自然流产的机会增加。

在进行手术切除黏膜下肌瘤以后，这些指标都可以得到明显的改善，尤其是活产率的指标。手术以后，黏膜下肌瘤的活产率可以由3.8%提高到63.2%，流产率由61.6%下降到26.3%。

其次，看看对宫腔形态没有影响的子宫肌瘤对妊娠的影响。汇总多个研究资料的结果显示，患子宫肌瘤对临床妊娠率没有影响，但有子宫肌瘤的患者发生自然流产的概率增加，胚胎移植后的种植率下降，活产率下降。不过在早产发生率上，却是没有区别的。

再细分肌壁间肌瘤来看，肌壁间肌瘤对妊娠会产生不良影响，临床妊娠率会下降，自然流产率会增加，胚胎移植后的种植率和活产率都有下降。

既然肌壁间肌瘤对妊娠有不利的影响，那么很多人肯定想知道，做了手术后是否会改善。从目前少数的回顾性研究结论来看，手术获益不大，并没有降低自然流产率，也没有提高临床活产率，但是由于研究不是高质量的前瞻性研究，这个结论不太可靠，还需要进行更多的前瞻性研究才能得到可靠的结论。

这样说来，肯定很多人会想，如果妊娠期间患子宫肌瘤，是不是可以不做处理，如果不做处理会不会造成什么并发症呢？

从过去的研究来看，大概有10%~30%的子宫肌瘤患者在孕期发生各种问题。有些在妊娠期时形成压迫症状，导致尿频或者尿潴留；有5%~15%的患者在孕期发生疼痛，通常是由于子宫肌瘤发生红色变性导致，但是发生红色变性并不意味着发生流产，大部分的患者在保守治疗后可以得到缓解，并维持妊娠到足月。其他的问题还有：患者出现胎位异常、前置胎盘、胎盘早剥、胎膜早破等，产后出血的风险也会在一定程度上增加。另外，黏膜下肌瘤可能会压迫宫腔，导致胎儿头部畸形、斜颈等问题。

总体而言，妊娠期子宫肌瘤并非一定发生问题，也要具体情况具体分析。目前，对于黏膜下肌瘤，在孕前我们是建议一定要手术处理的，这不仅仅可以改善宫腔环境，降低流产率，增加活产率，而且也降低胎儿畸形的发生率。

对于外凸的浆膜下肌瘤，如果没有症状，可以尝试直接带瘤妊娠。

而对于肌壁间的肌瘤，目前没有定论，是否在孕前处理需要作更多的研究。此时，采取怎样的干预处理措施或者不干预都无所谓对错，应该要鼓励患者参与临床研究，得出进一步的结论。

无论是哪种部位的肌瘤，如果备孕 1 年以上未能怀孕，也可以考虑在宫腹腔下手术，将子宫肌瘤剔除，并同时检查宫腔形态和输卵管的情况再尝试怀孕。如果有既往孕史不良情况，比如在孕中期发生流产或者早产的情况，也可以考虑在下次怀孕前先处理肌瘤再妊娠。研究发现，对于孕早期流产的情况，肌瘤剔除并不能降低下次发生流产的概率，这可能是因为孕早期流产主要还在于胚胎本身的质量不够好。

目前，对于孕期检查发现的无症状的子宫肌瘤，通常是先行经阴道超声或者核磁共振的检查，了解子宫肌瘤的类型，如果是 0、1、2 型的肌瘤，通常是考虑在宫腔镜下手术处理；如果是 6、7、8 型的肌瘤，也没有什么症状，可以考虑观察尝试带瘤妊娠；对于 3、4、5 型的肌瘤，在小于 4cm 以下的时候，尝试直接带瘤妊娠，如果 4cm 以上，和患者进行充分沟通，谈清楚利弊关系，给予带瘤妊娠还是治疗（可以采用腹腔镜、阴式、开腹手术或者聚焦超声）的建议，鼓励患者进入临床试验。

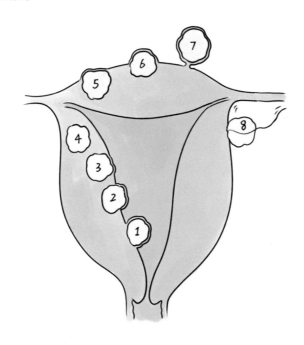

因为子宫肌瘤是一个激素依赖性的疾病，只要月经来，就有可能会复发，因此若是没有症状，目前也没有生育计划的话，不必着急手术，在计划怀孕之前一年左右再进行评估。若是太早手术处理，过若干年也没有结婚又复发了，二次处理肌瘤会比较麻烦。

对于如果计划怀孕是否需要开腹手术去除子宫肌瘤的问题，目前有前瞻性的研究指出，如果术者有足够的腔镜下缝合的经验，腹腔镜手术不是未育患者的禁忌。具体到每一个患者适合采用哪种手术方式，还需要综合查体的结果、肌瘤的部位、个数、医院的条件、医生的经验来考虑。

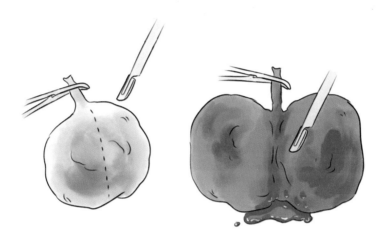

子宫肌瘤红色变性

小贴士

子宫肌瘤红色变性：因肌瘤缺血、坏死、溶血、血栓、栓塞及溶血血液渗入瘤体所致。其发生率在1.9%~25%，其中与妊娠有关的占20.3%~34.8%，且多见于妊娠中期。

子宫肌瘤恶变是一个低概率事件

门诊中，接触过很多的子宫肌瘤患者，她们最关注的是子宫肌瘤恶变的问题。首先说明一点，作为一名外科医生，在将切除的标本送病理检查之前，是很难鉴别良性、恶性的。所以，恶变是子宫肌瘤的一个病理诊断。

子宫肌瘤在临床中是一个常见病，据统计，人群中有 10%~30% 的人有子宫肌瘤；而国外的调查显示，50 岁左右的黑人人群中子宫肌瘤的发生率甚至高达 70%。

而子宫肉瘤发生率要低很多，以前的教材说子宫肌瘤肉瘤变的发生率在 0.5%，根据我的临床经验，比例可能要比这个更低。根据美国的统计资料，子宫肉瘤的发生率为 17.1/100 万，而对比子宫肌瘤 100 000/100 万（按照 10% 的比例）

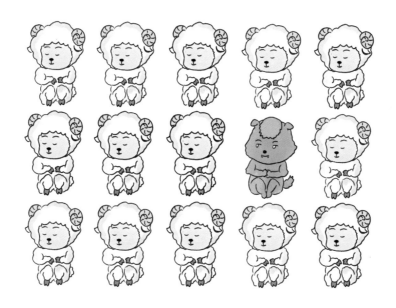

来算的话，那么子宫肌瘤和子宫肉瘤在人群中的比例就差不多在6000:1。也就是说，这是一个罕见现象。

那么，在临床过程中什么情况下要考虑有肉瘤变呢?

首先，子宫肉瘤变一般是在年龄比较大的患者身上发生，过去统计的平均年龄在48岁，而子宫肌瘤发生在相对而言比较年轻的患者身上，当然年龄大的患者发生率也会更高。

其次，很多人问，子宫肌瘤生长得快，是否就意味着恶变呢?回答问题之前，需要了解一般情况下子宫肌瘤的生长规律。据统计，子宫肌瘤平均每年生长约1.2cm，这就意味着有些患者可能一年一点也不长，一些患者生长速度要快得多。生长速度的快慢并不能绝对说明肌瘤是否恶变。

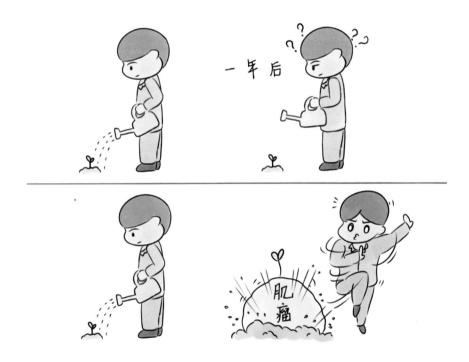

那么，有什么办法来了解子宫肌瘤是否有恶变呢? 2002年，日本研究者作了一项影响业界的研究，相关文献发表在《国际妇科肿瘤》杂志上。他们采用了增强延迟显像磁共振检查的技术，结合血清乳酸脱氢酶（LDH）同工酶3的检查，发现在磁共振60秒增强的图像中，10例子宫肉瘤的患者都可以观察到有延迟增强的影像，而子宫肌瘤良性变性的患者，32例中仅有4例出现延迟增强的表现。

10 例子宫肉瘤的患者都有 LDH 和 LDH 同工酶 3 的升高。这个研究提示，如果联合采用增强延迟显像磁共振检查和 LDH 检测，将会有助于鉴别子宫肉瘤和子宫肌瘤的良性变性。

当然，这个研究的数量还不太大，这样的规律是否可以在更多的人群中得以重现，需要有更多的资料的验证，但是研究对于临床已经非常有价值，现在我已经开始采用 LDH 检测来筛查，必要的时候也会用增强延迟显像磁共振检查（目前很多医院无此项专门检测，需要和放射科大夫进行沟通）来进行筛查。

综上所述，子宫肌瘤的恶变是一个罕见现象，如果怀疑恶变的时候，LDH 和增强延迟显像 MRI 检查有助于鉴别良恶性。

小贴士

子宫肉瘤：是一组起源于子宫平滑肌组织、子宫间质、子宫内组织或子宫外组织的恶性肿瘤。发病率大多见于 30~50 岁的妇女，因早期无特异症状，故术前诊断率仅 30%~39%。

子宫肌瘤剔除手术能不做就不要做

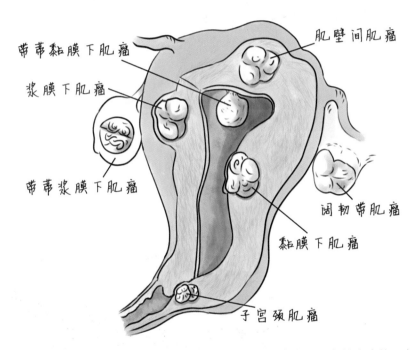

带蒂黏膜下肌瘤

浆膜下肌瘤

带蒂浆膜下肌瘤

肌壁间肌瘤

阔韧带肌瘤

黏膜下肌瘤

子宫颈肌瘤

　　得了子宫肌瘤，未必一定要手术处理，如果肌瘤小，没有什么症状，完全可以先观察。如果有症状，则建议手术处理，目前对于子宫肌瘤的处理，大概分为宫腔镜手术、腹腔镜手术、开腹手术、聚焦超声（磁波 or 海扶刀）、动脉栓塞治疗等几种方法。

　　其他的治疗方案还包括子宫内膜消融和放置曼月乐环的方式，这两种方案不是治疗子宫肌瘤，是通过控制子宫的出血缓解月经量多的症状，若是有效，也适合于一些月经量多的患者。

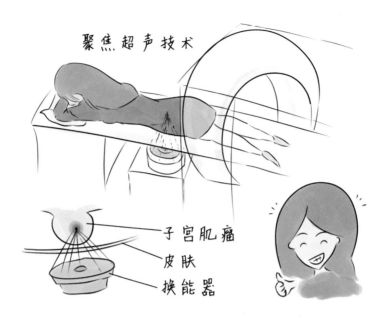

聚焦超声技术

子宫肌瘤
皮肤
换能器

    手术方式可以切除子宫或者剔除肌瘤，具体采用哪一种方式，要看患者的生育要求、年龄以及对子宫保留的态度。一般情况下，如果肌瘤个数很多，又没有生育要求，会采用子宫切除术，避免复发以后再次手术的麻烦；是否采用腹腔镜手术，则要根据医院的条件，医生的经验来综合考虑。其次，还有阴式手术，适合于脱出到阴道内的肌瘤、宫颈部位的肌瘤或者浆膜下肌瘤。

    宫腔镜手术适合于黏膜下肌瘤的患者，因为没有腹壁的切口，术后恢复也比较快。但是宫腔镜肌瘤切除对于医生的技术和医院的设备条件要求比较高，有些肌瘤过大，或者比较靠近子宫壁里面，就不太适合于宫腔镜的手术。

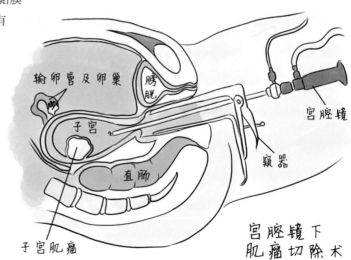

输卵管及卵巢
膀胱
子宫
宫腔镜
窥器
直肠
子宫肌瘤

宫腔镜下
肌瘤切除术

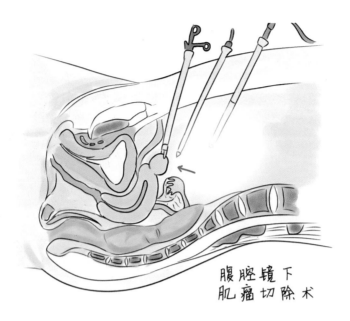

腹腔镜下
肌瘤切除术

　　肌壁间或浆膜下肌瘤目前常采用开腹手术和腹腔镜手术。开腹手术几乎适用于所有的患者，其优点是手术过程中可以有术者手指的触觉，减少肌瘤遗漏的机会，相对而言缝合也比较好控制，但是开腹手术伤口相对比较大（切口根据肌瘤的大小、部位、个数等而定，一般而言要在 6~10cm），疼痛重，恢复也比较慢些，开腹手术是一个相对比较传统的方法。

　　腹腔镜手术是最近 30 多年以来比较普及的技术，腹腔镜手术除了不适合小的黏膜下肌瘤、肌瘤较多的情况外，几乎适合于所有患者，腹腔镜手术一般采用的是在腹部的显微切口（切口一般 3~4 个，长度一般 0.3~1.5cm，最近也有人尝试用单孔腹腔镜手术的办法，就是只在脐部做一个切口），其优点是微创，疼痛轻，恢复得快；缺点是缺乏术者手指直接对瘤子的触觉，另外一个缺点就是对术者的技术要求相对比较高，需要一个相对比较长的学习曲线，若是缺乏训练，腹腔镜下缝合是相对困难的，因此需要掌握一定的适应证。一般若是肌瘤个数过多（5 个以上，有说 10 个以上），或者过大（10cm 以上），选择其他手术方式的可能更多。

　　子宫动脉栓塞治疗子宫肌瘤，是通过在大腿根部的地方插入一根小的导管，然后将栓塞剂打到供应子宫肌瘤的动脉上去的一种治疗方法，也比较微创，只需要做一个 0.5cm 的小口即可完成手术，在美国也是一个比较常见的选择。手术以后大多患者可以获得症状上的控制，两年的效果也和海扶刀差不多，有 20% 的人需要再次治疗，另外有 5% 的患者有发生卵巢功能衰竭的风险。但是研究提示，若是有生育要求，采用动脉栓塞的方式治疗的受孕概率仅为手术治疗的一半，因此子宫动脉栓塞不作为孕前治疗子宫肌瘤的措施。

对于采用子宫肌瘤剔除术的患者，一般在手术后容易出现粘连的情况，这是由手术部位的特性决定的。虽然目前有些防粘连的膜可以减少粘连的发生，但是有1/5的患者在手术后均会出现不同程度的粘连的情况。

粘连后，子宫周围的脏器，譬如肠管、膀胱、大网膜会粘连在子宫的创面周围，如果不再次手术，这些粘连一般没有什么症状。但是，

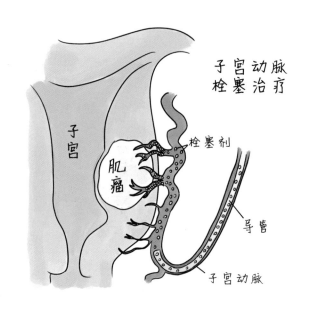

这些粘连会对下次手术造成不利的影响，无论是做剖宫产、子宫切除或者再次行肌瘤剔除，粘连都可能给手术造成困难，增加副损伤的机会，一旦发生副损伤，术后的问题就多了。

因此，如果子宫肌瘤不大，能够不手术的，应该尽量不考虑手术；如果需要子宫切除的，也不要勉为其难，非要保留子宫，要考虑到下次手术的可能性和困难。子宫切除术后一般也会有粘连，但是不像肌瘤剔除术后那样严重。

小贴士

大网膜：属于腹膜的一种，是连接胃大弯至横结肠的腹膜。腹膜从壁层向脏层移行，或从一器官移行于另一器官，构成双层的腹膜结构。两层腹膜间常有血管、神经和淋巴管走行。这些形成物依其本身结构特点和特定脏器联系而分别命名为韧带、网膜和系膜。

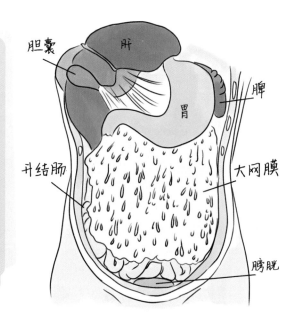

子宫切除了会变成男人吗?

当医生建议患者切除子宫时，很多人会犯难，不知道该怎么做，经常有人问："那我切除了子宫，是不是就变成男人了？"

不是的，女性性激素，主要是由卵巢分泌的，切除子宫并不需要同时切除卵巢，术后，激素仍然会有。当然，即使是疾病需要切除卵巢，术后也可以有激素替代的。

要不要切除子宫，通常需要考虑疾病的特征，譬如子宫上 1~2 个肌瘤，剔除肌瘤复发概率不大，那剔除肌瘤、保留子宫是首选。

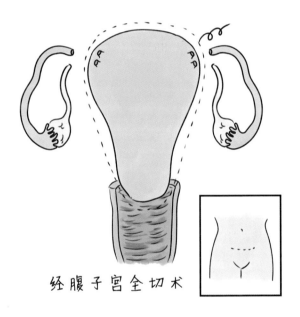

经腹子宫全切术

但是，若有上百个肌瘤，也没有生育要求，复发几乎是 100% 的事情，那么就没有必要非得保留子宫，二次手术通常会因为第一次手术粘连的问题导致风险。如果年纪轻，有生育要求，我绝对不会推荐我的患者选择子宫切除，除非是恶性肌瘤。我曾经给一个患者剔除过 498 个肌瘤，所以说，再难也可以想办法。如果接近围绝经期，肌瘤大，甚至不除外恶变的可能，子宫切除就是一个正确的选择，和肌瘤剔除的手术比较起来，子宫切除对于改善生活质量可能会更有效。

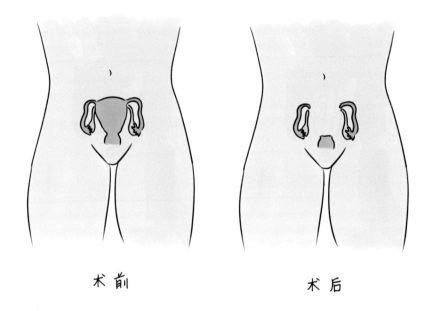

术 前　　　　　　　　术 后

网络上有些观点夸大了子宫切除的负面作用，说子宫切除术就是损害器官，会造成残疾之类，其实，这个要具体问题具体分析。如果有需要，在必要的时候，子宫切除是解决子宫肌瘤最为彻底的手术方式。

小贴士

性激素：是性腺分泌的一类甾体激素，具有促进性器官成熟、副性征发育及维持性功能等作用，包括雌激素、孕激素和雄激素。

子宫肌瘤患者饮食的注意事项

门诊当中，很多人都会关心说：患了子宫肌瘤，饮食上有什么要注意的呢？

回答这个问题之前，先要了解下子宫肌瘤的病因，具体原因医学界尚未明确，目前知道是与雌激素有关，一般绝经以后，雌激素下降，子宫肌瘤通常会慢慢萎缩。

所以，富含雌激素的药物在服用的时候需要注意，孕早期也是因为雌激素相对过多，往往会有子宫肌瘤的生长。所幸的是，一般的食物中不会富含雌激素。病患中流行的一个说法是不能喝豆浆，不能吃豆腐，因为这些食品里面富含植物雌激素，但是植物雌激素不是雌激素，目前尚未有证据证明经常食用豆腐、喝豆浆和子宫肌瘤的生长有相关性。

其实，证实和子宫肌瘤有相关性的食物是红肉和酒精，红肉主要是指我们常吃的红色的肉，如猪肉、牛肉、羊肉，这是相对于白肉而言，白肉是指鸡、鸭、鱼肉。研究证实，过多摄入红肉和酒精与子宫肌瘤的生长相关。当然，这并不等于说红肉和酒精就不能沾，而是说不能过量，少吃为宜。

小贴士

植物雌激素：植物中具有弱雌激素作用的化合物。其通过与甾体雌激素受体以低亲和度结合而发挥弱的雌激素样效应，是一类具有类似动物雌激素生物活性的植物成分。虽然被称为植物性雌激素，但它们本身不是激素。

妇科手术后常见问题解答

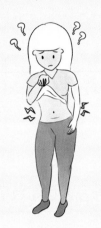

术后可能有什么不适

　　手术以后，短期内是一个比较难受的阶段，手术的创伤会导致伤口以及盆腔内的疼痛，疼痛的程度因人而异，疼痛的性质也因手术方式的不同而有所不同。腹腔镜手术一般伤口不大，我们也通常在伤口部位加了局麻药，所以疼痛会轻些；子宫或者卵巢动了手术以后，在盆腔的腹膜上仍然会有创面，所以术后肚子里面仍然会有点疼痛，一般休息后都会得到缓解。腹腔镜手术另外一个比较明显的是腹部气体导致的腹膜刺激疼痛，由于在手术中会向腹腔内充二氧化碳气体，虽然手术结束后会放出，但是术中吸收的二氧化碳会在术后导致腹膜及膈肌受到刺激，表现为腹痛和肩膀部位的疼痛。术后我们一般会在患者出院的时候带些口服的止痛药，如果觉得疼痛，是可以服用的，疼痛持续的时间也因人而异，越是微创的手术疼痛就越轻。

　　术后另外一个比较多见的是麻醉药导致的恶心、呕吐反应，程度也是因人而异，一般会在术后 24 小时内随着麻醉药的代谢得到快速缓解。术后若是反应重，医生也可以给予一些镇吐药缓解症状。

尿管需要保留多久

　　一般情况下，尿管需要保留到术后第 2 天早晨。有些手术比较简单，通常也可以在术后两小时内拔除尿管。若是阴道内有填塞的纱布，就需要保留尿管到阴道内纱布取出后。若是开腹手术，术后硬膜外管内用了止痛药，一般需要保留尿管到 24 小时。

术后引流管要保留多久

手术以后放置引流管的目的通常是为了把肚子里面残留的血给引出来，不让其积在体内导致发热。一般情况下，引流量少了，体温正常了，就可以拔出引流管了，引流管是用一根线固定的，拔的时候会感觉稍微有点不适。如果是阴道引流管，医生需要用力拉一下。拔了以后，若是拔管的创面有渗血，一般加压包一下就好。个别情况下，若是渗血渗液较多，也可能需要局部缝合一下。若是体内有吻合口，那么一般需要在吻合口通畅以后拔除引流管。

术后排气

开腹手术通常是在术后 2~3 天内排气，腹腔镜手术快些，一般术后 1~2 天就可以排气。

术后饮食上有什么需要注意的

一般若是没有特殊情况，不必等排气以后再进食。我们的理念是希望患者可以尽早恢复正常的饮食。腹腔镜手术，通常是在术后 6 个小时就可以进半流食，术后第 2 天由半流食逐渐到普食，进食情况根据自身的身体反应适当调整。开腹手术恢复略慢些，术后当天不能进食，术后第 2 天流食，再逐渐过渡到半流食和普食。

发热了正常吗

术后一周内有低热是正常的现象，一般情况下，下午和晚上的时候容易出现低热的情况，一般测腋温不会超过 38.5℃，通常和盆腔内的血块吸收有关。

需要住院多久

通常情况下，我们的微创手术一般只需要住院 1 天。有些宫腔镜手术可以在术后当天出院。腹腔镜手术通常是在手术以后第 2 天一早出院。开腹手术相对来说住院的时间长些，一般也就是 3 天，稍微恢复得好些就可以出院。

活动时有什么需要注意的

术后当天，若是情况允许，麻醉反应过了就可以下地；若是不能下地，为减少静脉血栓的形成，在床上进行主动或者被动的伸腿活动，也是有帮助的。一般微创手术以后，第2天下地通常就没有障碍了。开腹手术者若是伤口疼痛影响下地，建议在床上尽可能进行被动运动，如果有可能也鼓励下地活动，有利于恢复。第一次下地的时候建议有人协助。出院回家以后，不必每天卧床休息，活动量以自己觉得不累为宜。

伤口会有什么反应

伤口的疼痛通常会越来越轻，如果需要，也可以服用口服止痛药缓解疼痛，不必强忍。我们目前通常是手术后在伤口上敷一层胶，术后第2天就可以把伤口的敷料撕掉，可以淋浴。术后伤口如果需要拆线，腹腔镜的伤口一般在术后2~3天就可以拆线，开腹手术是术后第6~7天可以拆线，拆线以后一周揭去伤口敷料，1周后可以洗澡。术后两周开始，伤口可能会有些瘙痒，是正常的反应。如果遇到有伤口化脓或者较多渗液的情况，需要到医院找医生。

阴道为什么会出血

无论是宫腔镜手术还是腹腔镜手术，术后都有可能会发生阴道出血，很多情况下是和阴道内的操作，比如放置举宫器有关。这样的出血通常量不会太多，不会持续超过两周，若是有较多量，达到月经量的出血，要先确认是否为月经，若非月经的问题，需要到医院寻求医生的帮助。

月经什么时候会来

通常情况下，手术不影响月经，除非卵巢的手术。若是手术过程中同时剔除了黄体，有可能会导致月经的提前，个别患者月经会出现紊乱，这和手术的应激有关，不必着急做处理，观察一段时间再说。很多盆腔手术的患者术后第一次月经反应会比较重，这和盆腔局部创面的充血、炎症有关，通常不需要进行特殊处理，若是反应较重，也可以服用止痛药。

多久可以上班

这个因人而异，不少腹腔镜、宫腔镜手术的患者术后一周就可恢复正常工作，但是一定要量力而行，若是无不适，不劳累，早点上班也可以。医院一般手术以后开一个月的病假期，子宫切除是休息6周的病假，若是有需要，也可以来门诊复查的时候再延长假期。

多久可以有性生活

子宫切除术后要禁止性生活3个月，其他非子宫的手术，一般在术后第2个月就可以恢复性生活。有些卵巢囊肿或者宫腔镜手术，若是有妊娠的计划，那么下次月经恢复以后就可以恢复性生活。

病理结果什么时候可以知道

一般没有特殊情况的话，手术以后的病理结果是在1周以后出，个别情况下疑难的病例可能要做进一步的免疫组化，需要的时间会长些。手术过程中若是送了冰冻病理，术后1周左右还会再次送一个正式的石蜡切片病理报告，大部分情况下，两者是符合的，但是也有5%的不符合的情况。病理结果若是有异常的情况，医院通常会电话联系患者。

多久回来复查

一般若是需要在短期内随诊的，比如宫外孕手术以后，需要每周回来复查。一般的手术，都是在术后一个月复查。若是切除子宫的手术，要在术后6周复查。

复查的时候医生通常需要了解一般情况，检查伤口和腹部的情况，必要的时候也可能会再进行超声或者血的化验，超声检查通常是在术后3个月左右进行。

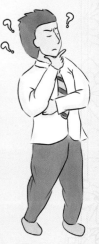

给
身体的
情书

原协和医院
妇产科副主任医师
的行医笔记

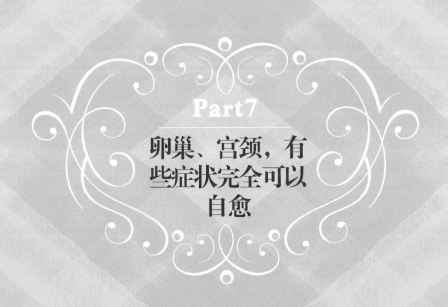

Part7

卵巢、宫颈，有些症状完全可以自愈

卵巢囊肿：生理性无须治，病理性只有靠手术

卵巢囊肿只是超声上的一个发现，有可能是卵泡、卵巢肿瘤或者其他病变导致的。如果是第一次发现卵巢囊肿，超声也提示是无回声的囊肿，一般不必着急吃药或手术，有可能是生理性囊肿。先观察 3 个月经周期，如果持续存在，考虑是病理性的，通常是卵巢的良性肿瘤等情况，需要手术。如果观察 3 个月后，囊肿自然消失，那很可能是生理性的囊肿，无须处理。不少广告号称能治疗卵巢囊肿，实际上，如果是生理性的囊肿，不治疗也会好；而病理性囊肿，吃什么药也不会消失。所以，一定要睁大双眼，学会鉴别。

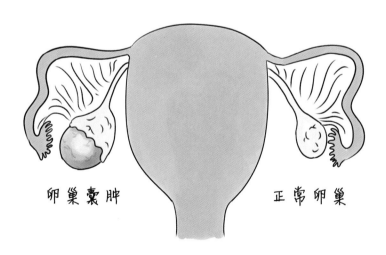

卵巢囊肿　　　　　　　　　　　正常卵巢

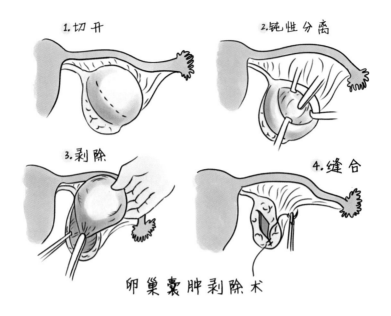

1.切开　　2.钝性分离

3.剥除　　4.缝合

卵巢囊肿剥除术

若是囊肿持续存在超过 3 个月以上，则通常情况下是病理性的囊肿，一般需要手术处理。

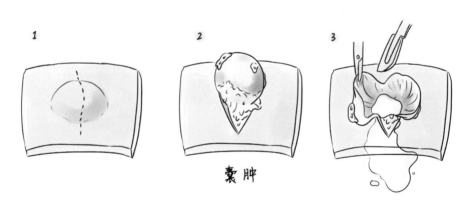

1　　2　　3

囊肿

小贴士

囊肿：囊肿就是长在体内某一脏器上的、囊状的良性包块，其内容物的性质是液态的，是一种良性疾病。

卵巢畸胎瘤：妇科常见的良性肿瘤

卵巢畸胎瘤，听起来很吓人，但在妇科，这是最为常见的一种良性肿瘤，也是妇科手术中常见的一个病因。而且，畸胎瘤不仅见于女性的卵巢中，男性睾丸、后腹膜、头颈部以及胎儿骶尾部均可以发生畸胎瘤。只不过，卵巢是一个发生畸胎瘤的常见部位。

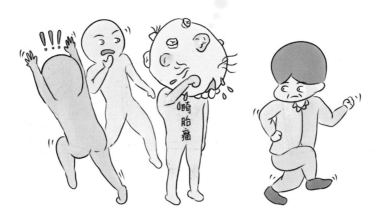

我很丑但我很温柔…

所谓畸胎瘤，就是长"歪"了的胚胎，通常是起源于胚胎早期，在出生之前就存在，女性卵巢是畸胎瘤发生的一个常见部位，但是通常是在成年后体检的时候才无意中发现。

通常，超声检查就可以通过图像的判读做一个大概的诊断。有些患者在术前做 X 线检查，甚至可以在下腹部看到有牙的存在。畸胎瘤里面，会有不同胚层发育的组织，常见的有皮肤、毛发、油脂、甲状腺、神经组织。而且，术前检查，有些患者的肿瘤标记物如 aFP、CA_{125} 等会有升高。

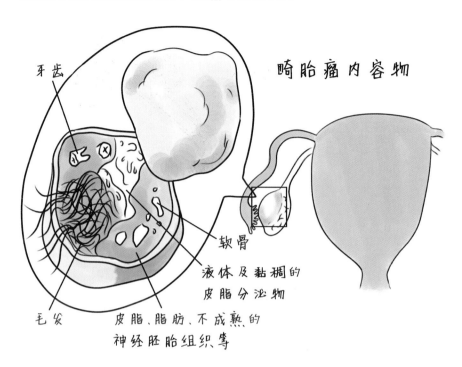

畸胎瘤内容物

牙齿

软骨

液体及黏稠的
皮脂分泌物

毛发　　皮脂、脂肪、不成熟的
神经胚胎组织等

　　卵巢畸胎瘤通常是没有症状的，个别畸胎瘤大到一定的程度，会有发生扭转的可能（有点像西瓜蒂转了好几圈），会导致急性的腹痛。罕见的畸胎瘤也会导致神经系统的脑炎症状。

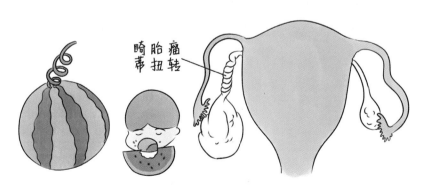

畸胎瘤
蒂扭转

　　发现畸胎瘤以后需要择期手术，目前腹腔镜手术已经成为主流，腹腔镜手术术后恢复快、疼痛轻，和以前传统的开腹手术比，创伤已经小了很多。腹腔镜手术通常是在腹壁上切 3~4 个 5mm 或 10mm 的切口。现在也有单孔腹腔镜的技术，除了肚脐，腹壁上均不留伤疤，尤其对于年轻的女性有不小的吸引力。

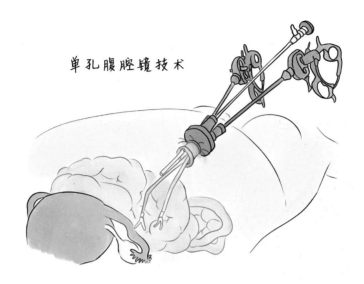

单孔腹腔镜技术

　　不过，对于 3cm 以下的卵巢畸胎瘤，医生都会倾向于观察，对于过小的畸胎瘤，手术中有发生遗漏的现象，而且 3cm 以下发生扭转的机会也不大。但是对于 3cm 以上的畸胎瘤，建议择期手术。

　　有些患者会问，是否可以带瘤怀孕，然后在剖宫产的时候一并处理，这样做不是不可以，不过倾向于在孕前处理，以避免孕期因为扭转导致的孕期意外和孕期的难以处理，单纯合并畸胎瘤并非一定需要剖宫产。

　　绝大部分的卵巢畸胎瘤是成熟的，或者说是良性的，少数有未成熟或者恶性的可能性，主要是依赖于术后的病理检查来确定。

　　术后需要定期随访，个别患者也有可能在同样的一侧卵巢或者对侧卵巢出现复发，复发以后仍然要考虑手术处理为宜。

小贴士

　　卵巢畸胎瘤：一种常见的卵巢生殖细胞肿瘤。好发于生育年龄妇女。约占原发性卵巢肿瘤总数的 15%，其中 95%~98% 为良性成熟性畸胎瘤，只有 2%~5% 为恶性畸胎瘤。

癌胚抗原增高，良性疾病也会出现

CA$_{125}$ 是 Cancer Antigen（癌胚抗原）125 的缩写，是最为常用的一种妇科肿瘤标记物，它最先是在卵巢癌上皮细胞里面检测出来的一种糖蛋白。通常情况下正常值是在 35mU/mL 以下。

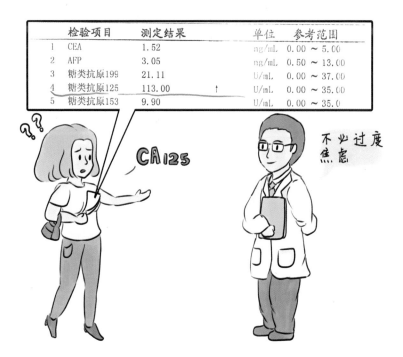

	检验项目	测定结果		单位	参考范围
1	CEA	1.52		ng/mL	0.00 ~ 5.00
2	AFP	3.05		ng/mL	0.50 ~ 13.00
3	糖类抗原199	21.11		U/mL	0.00 ~ 37.00
4	糖类抗原125	113.00	↑	U/mL	0.00 ~ 35.00
5	糖类抗原153	9.90		U/mL	0.00 ~ 35.0

在不少妇科疾病检查或者体检的时候，都会进行这一项检查，那么，CA$_{125}$ 增高意味着什么呢？

首先可以肯定的是，CA$_{125}$增高见于多种疾病，譬如子宫内膜异位症、子宫肌腺症、盆腔感染、结核、腹水、肝炎、肝硬化、卵巢良恶性肿瘤等，CA$_{125}$的增高往往和疾病的严重程度有关，譬如子宫内膜异位症，在疾病严重的时候CA$_{125}$指标升高，缓解时下降。良性疾病CA$_{125}$增高的程度通常不太高，在200mU/mL以下，但是个别情况下，炎症的CA$_{125}$也可能会高达上千的水平。

CA$_{125}$对于卵巢癌是一个非常敏感的指标，通常情况下会见到CA$_{125}$的重度

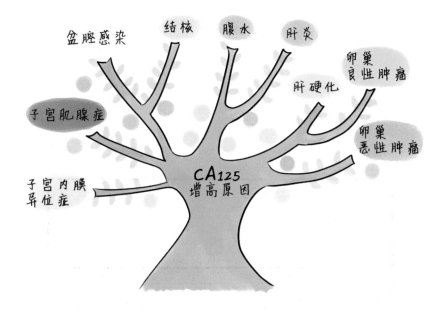

升高，并且与肿瘤的大小和期别有关。在肿瘤治疗之后，指标会下降，而在复发之后，会升高，因此CA$_{125}$也通常用于卵巢癌的鉴别、复发监测。

对于升高的CA$_{125}$指标，通常情况下需要进行必要的甄别，妇科医生的内诊查体是一个非常必要的检查，了解有无子宫内膜异位症、炎症的情况。超声是一个非常有帮助的检查，若是在卵巢部位发现有包块，那么就需要进一步排查有无卵巢癌的可能性。对于实质性包块的存在，通常这个时候需要进行手术探查，来获得病理明确诊断。最近一些时间，对于一些难以鉴别的包块，也在采用联合CA$_{125}$和另外一个肿瘤标记物HE4（人附睾蛋白4）进行检查，以鉴别良恶性。

以前，我们曾经在医院里面用癌胚抗原125的中文标记来备注CA$_{125}$，最近有不少医院开始用"糖原蛋白125"来取代原来的文字，这样的改变，其实也是

为了减少诸多拿到化验单患者的担心，不失为一种很好的方法。

总之，CA_{125}增高不代表得癌，很多良性疾病也会出现CA_{125}增高的情况，需要医生做进一步评估。

小贴士

CA_{125}：1983年由Bast等从上皮性卵巢癌抗原检测出可被单克隆抗体OC_{125}结合的一种糖蛋白，来源于胚胎发育期体腔上皮，在正常卵巢组织中不存在，因此最常见于上皮性卵巢肿瘤（浆液性肿瘤）患者的血清中，其诊断的敏感性较高，但特异性较差。

敏感性：
指不遗漏"犯罪分子"的机会大小

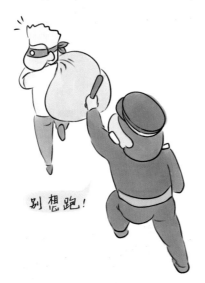

别想跑！

特异性：
指"抓对坏人"的机会大小

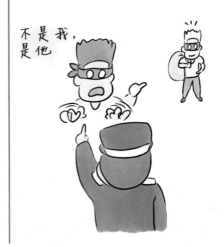

不是我，是他

家族性卵巢癌和乳腺癌基因筛查

如果一级或者二级亲属中有患卵巢癌或者50岁以下的乳腺癌的患者，推荐进行BRCA1/2的基因检测，以了解有无基因突变携带，该基因的突变可能会导致本人患卵巢癌和乳腺癌的机会明显增高。如果检测出阳性，通过手术、化疗等一些手段有助于降低患癌风险。

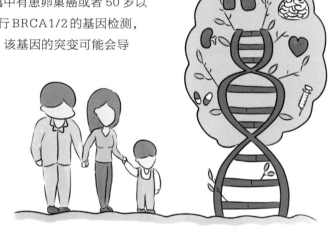

小贴士

基因突变：基因虽然十分稳定，能在细胞分裂时精确地复制自己，但这种稳定性是相对的。在一定的条件下，基因从原来的存在形式突然改变成另一种新的存在形式，就是在一个位点上，突然出现了一个新基因，代替了原有基因，这个过程叫作基因突变。

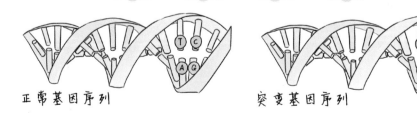

正常基因序列   突变基因序列

性交后出血要先检查宫颈

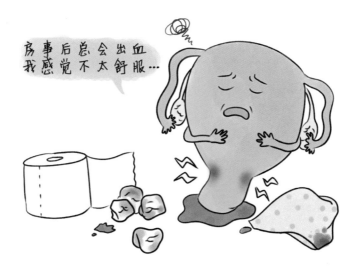

房事后总会出血 我感觉不太舒服…

性交后出血，有时候也称之为接触性出血，是女性经常会遇到的一种情况。

性交后出血在生育期的女性中，大概会有 6% 的发生率。出血通常是在性生活过程中或者之后发现的，和月经关系不大。

性交后出血有些情况是某些疾病的先兆还是需要警惕的。通常情况下导致性交后出血的病因可能会有以下几种情况：

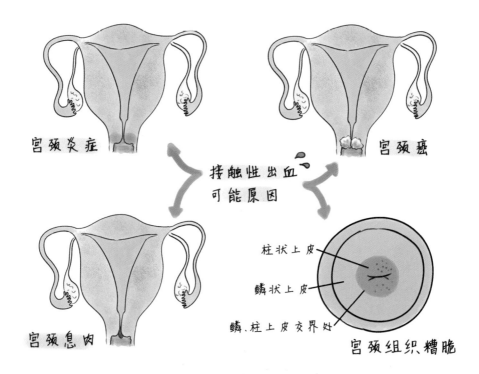

宫颈炎症

宫颈癌

接触性出血
可能原因

宫颈息肉

柱状上皮

鳞状上皮

鳞、柱上皮交界处

宫颈组织糟脆

宫颈癌

大概有 11% 的宫颈癌患者会有性交后出血的发生，也可能成为首发症状。

宫颈的炎症

包括淋球菌、衣原体、厌氧菌等病原体感染以后导致宫颈的部位炎症充血，导致容易有接触性出血的表现，通常会伴随着白带过多，发黄的表现。

宫颈息肉

通常是从宫颈管内脱出，息肉在接触以后容易有出血的表现。

宫颈组织糟脆

这不是一个诊断，宫颈管内的柱状上皮在雌激素的刺激下，会出现在宫颈的表面，表现为柱状上皮外翻（过去被不少医生诊断为"宫颈糜烂"），也可能会发生接触性出血的情况。

性生活后出血不必太紧张，未必一定是得了肿瘤，可先到医院让医生检查一下。通常情况下，医生会用窥具打开阴道暴露宫颈。若是你有很久没有做宫颈刮片了，会建议你做一个宫颈刮片的检查。若是有白带的异常，需要进行白带的检查，有些病原体，譬如衣原体、淋球菌和 BV 通常需要进行特殊的检查才可以明确诊断。宫颈息肉通过医生的肉眼检查就可以发现。

宫颈肿瘤、炎症都需要进行相应的专业治疗，息肉在门诊就可以手术摘除。

若是经过检查，排除了肿瘤、炎症、息肉等的问题，那么其他的情况就不需要进行特殊处理了，宫颈柱状上皮外翻是正常的一种生理现象，无须进行任何治疗。

所以性生活后出血最需要的是明确导致出血的原因，了解到病因以后对症治疗。

小贴士

病原体：能引起疾病的微生物和寄生虫的统称。微生物占绝大多数，包括病毒、衣原体、立克次体、支原体、细菌、螺旋体和真菌。能感染人的微生物超过 400 种，它们广泛存在于人的口、鼻、咽、消化道、泌尿生殖道以及皮肤中。

宫颈糜烂，一种正常的生理现象

宫颈糜烂，有人翻译为"cervical erosion"，但是很遗憾，翻遍国外权威的妇产科教材，都找不到"cervical erosion"的诊断。

但是在国内，宫颈糜烂是一个困扰了很多女性的疾病，去做体检，十有八九会被诊断为宫颈糜烂。

要谈宫颈糜烂，可能还是需要从医生的教育开始谈起。中国医学生的统编教材，在 2008 年之前的《妇产科学》一书中，宫颈糜烂一直是作为一个标准的疾病存在的，甚至谈到它的临床表现、诊断和治疗。但实际上，这是一个错误的认识。中国的妇产科学和国际脱轨了多年，之前妇产科大夫把宫颈生理期出现的宫颈柱状上皮外翻当作一种病理现象，所以加以诊断。

在 2008 年，本科生的第 7 版《妇产科学》教材，在其前言中明确表示：要和国际接轨，重视知识更新……不断更新临床诊断治疗标准。例如取消"宫颈糜烂"病名，以"宫颈柱状上皮异位"生理现象取代。所以，从那个时候开始，国内就应该取消"宫颈糜烂"这一诊断，但是由于不少医师知识更新缓慢，哪怕是在本科生教材修订这个诊断 5 年以后，仍然有很多医师在诊断"宫颈糜烂"。

宫颈糜烂，说到底，实际上是过去对宫颈的一种正常表现的错误认识。那好，这里就讲讲宫颈糜烂为什么被认为是一种疾病。

图 1 是人体子宫和阴道连接部位的冠状切面图，如果做妇科检查，医生能从阴道内看到宫颈的外观（图中黄色部分）。

在宫颈的部位上，有两种不同类型的细胞，如图 2 所示，靠近阴道内的是鳞状上皮细胞（Squamous cell），而靠近子宫方向的是柱状上皮细胞（columnar cell），两种上皮在外观上表现是不同的。

图 1. 宫颈示意图

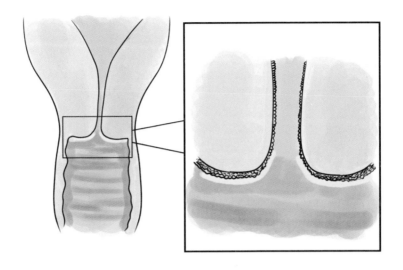

图 2. 宫颈组织学的结构

鳞状上皮细胞
(Squamous cell) VS 柱状上皮细胞
(columnar cell)

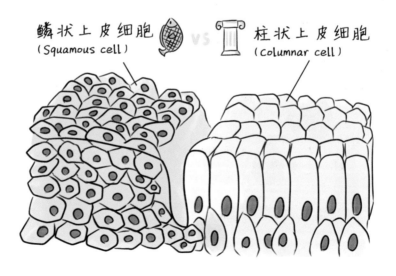

图 3. 正常宫颈的外观

图 3 在妇科检查下所见到的宫颈外观。在中央的部分，有点看起来像是"糜烂"的宫颈的部分，就是柱状上皮覆盖了以后的外观，而外侧相对比较光滑的宫颈，则是鳞状上皮细胞覆盖的宫颈的部位。

柱状上皮细胞和鳞状上皮细胞处在一个动态的平衡点，有点类似打仗时候的僵持区，这个区域在医学上被命名为"鳞柱交界区"，这个区域也是宫颈癌的好发区域（宫颈癌和宫颈糜烂没有必然的相关性）。

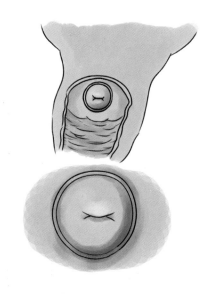

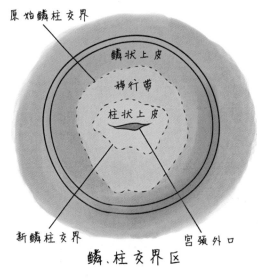

原始鳞柱交界
鳞状上皮
移行带
柱状上皮
新鳞柱交界
宫颈外口
鳞、柱交界区

图 4 宫颈非糜烂，是柱状上皮外翻的程度不同而已

鳞柱交界区容易受雌激素的影响。女性在青春期之前，卵巢功能没有完善，雌激素低下，柱状上皮就靠内侧些。来月经以后，柱状上皮受雌激素的影响，更多地朝外侧发展，因此就有更多的类似"糜烂"一样的柱状上皮在宫颈口检查的时候被发现。绝经以后，女性雌激素水平下降，柱状上皮又开始退回内方，因此到时候检查"糜烂"也就看不见了。

所以，本质上来说，所谓的宫颈糜烂，实际上是柱状上皮外翻。

在过去的医学教科书上，还有宫颈糜烂的所谓分度诊断，称之为轻度、中度和重度，认为范围的大小是炎症程度的轻重，面积小于 1/3 是轻度，1/3~2/3 是中度，超过 2/3 是重度，其实，这只是受雌激素影响后，柱状上皮外翻的程度不同，都是正常的生理现象。

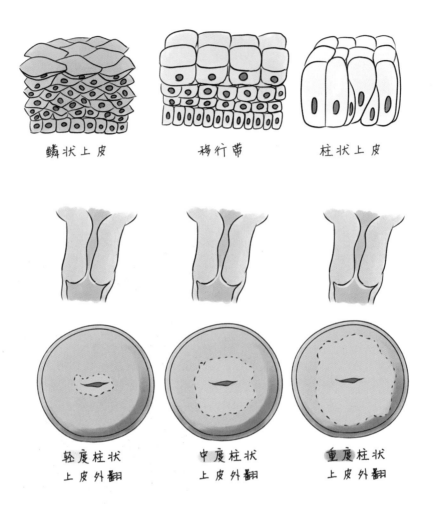

鳞状上皮　　　　　　移行带　　　　　　柱状上皮

轻度柱状
上皮外翻　　　　　　中度柱状
上皮外翻　　　　　　重度柱状
上皮外翻

　　大多数人也没有任何特殊的临床表现，有些人可能会有接触性出血，但那只是宫颈的个体差异，就像有些人嚼点硬东西，牙齿或者嘴巴出点血，是可以理解的。

　　这里需要提一下宫颈炎，如果有白带增多、发黄，有异味的情况，这些是宫颈炎症的表现，是宫颈感染以后出现的症状。宫颈纳囊和肥大，也是宫颈慢性炎症的结果。

　　所以，所谓的宫颈糜烂是不需要治疗的。但是，对于有症状的宫颈炎，是需要进行治疗的，具体的治疗方法需要根据病情的不同来定。通常情况下，急性的炎症用栓剂药物治疗就可以，慢性的炎症可以采用激光或者冷冻等物理治疗的方法。

　　宫颈是一个是非地，很容易出现问题，所以宫颈的定期检查还是必要的，只不过不是为了预防宫颈糜烂，而是预防宫颈癌。很多人对宫颈糜烂存在认识上的误区，认为会导致宫颈癌，其实并非这样，如前所述，宫颈糜烂只是一种生理机制，并非是病理症状。

而且，宫颈癌的发生和人乳头状瘤病毒（HPV）的感染有关，在宫颈鳞柱交界区持续感染的时候，有些高危型 HPV 容易发生癌前病变和宫颈癌。

自从有了宫颈刮片以后，宫颈癌的死亡率有了大幅度的下降，关键就是提前预防和治疗。目前，推荐 21 岁以上的女性应该每年进行一次宫颈刮片的检查。在 30 岁以后，可以联合 HPV 进行检查，如果连续 3 次 HPV 和宫颈刮片检查都呈阴性，可以将间隔时间延长到 3 年一次检查，到 65 岁以后可以停止筛查。

理解了宫颈糜烂，大家就该知道，这是一种正常的生理现象，既不会对生育造成不良影响，也不需要特殊治疗。目前很多医院还在治疗宫颈糜烂，这纯粹是利益驱动，这里也希望广大读者朋友能够认清事实，不要做无谓的过度治疗。

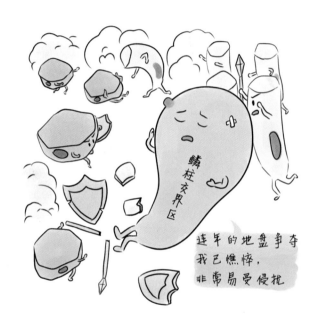

连年的地盘争夺
我已憔悴，
非常易受侵扰

要格外强调的一点是，宫颈是鳞柱交界的地方，非常容易遭受外来的干扰。比如说性生活不干净，细菌带进去，宫颈就会成为细菌寄生的地方，导致一些症状的出现。所以，宫颈糜烂虽然不是病，不需要治疗，但是宫颈却是女性要非常重视、保护的一个地方。

小贴士

人乳头状瘤病毒：HPV 是一组病毒的总称，组成一个科，其病毒形态类似，但 DNA 限制性内切酶图谱各异，核壳体蛋白质的抗原性不同。目前已经确定的 HPV 型别大约有 100 余种，依其感染的上皮所在部位分为皮肤型 HPV 和生殖道上皮 HPV，大约 35 种型别可感染女性生殖道，约 20 种与肿瘤相关。

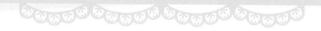

宫颈息肉只是常见的妇科小问题

宫颈息肉是一个常见的妇科问题，通常是在妇科查体的时候发现的，有些人在同房后有接触性出血或者不规则出血的症状，但是更多的人没有任何症状，仅仅是在查体的时候发现。

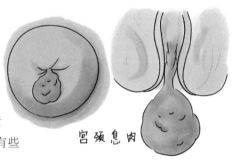

宫颈息肉的发生认为和局部的雌激素高有关，也有些和慢性炎症的刺激有关。有些人可能会合并存在宫腔息肉。

如果仅仅是宫颈息肉，在门诊妇科查体的时候，可以同时摘除，是一个小手术，很快可以完成，一般人术后除了有少量出血之外，没什么特殊症状，个别人可能会有淋漓出血。

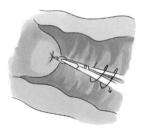
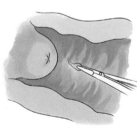

摘除后的息肉需要常规送病理进行检查（有 1% 恶变的机会），如果没有什么特殊情况就不需要做任何处理了，但是有复发的可能性，复发再取就是了，是一个小问题。

小贴士

病理检查：用以检查机体器官、组织或细胞中的病理改变的病理形态学方法。首先观察大体标本的病理改变，然后切取一定大小的病变组织，用病理组织学方法制成病理切片，用显微镜进一步检查病变。

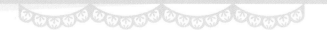

看懂宫颈刮片报告

宫颈刮片在国外被称为 PapSmear，是以发明宫颈细胞学这一技术的 Papanicolaou 医生来命名的一种方法，它是预防宫颈癌的一项重要检查，其报告结果不像其他化验单上有"阳性、阴性，增高、降低"那样的标识，要学会看懂化验单，还需要了解一些知识。

先讲讲刮片的原理，传统的宫颈刮片的方式是用一个小角板在宫颈上刮一下，然后涂在玻璃片上，固定液固定了以后，由病理科医生读片看结果。现在用的是薄层细胞涂片的方式，改用毛刷在宫颈上刷，然后在保存液里面把细胞洗脱下来，通过离心机把细胞均匀地涂在玻璃片上，这样的改进措施可以提高片子的可读性，降低漏诊的概率，通常大家在医院里面听到的叫"TCT"检查，它是 Thinprep cytologic test（薄层细胞涂片检查）的简称。

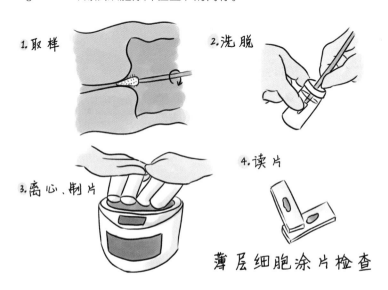

1. 取样　2. 洗脱　3. 离心、制片　4. 读片

薄层细胞涂片检查

传统上，宫颈细胞学的结果，用的是巴氏分级方法，用的是 1~5 级的分类方法：

巴氏 I 级：正常或炎症。

巴氏 II 级：核异质细胞。

巴氏 III 级：可疑癌。

巴氏 IV 级：高度可疑癌。

巴氏 V 级：癌。

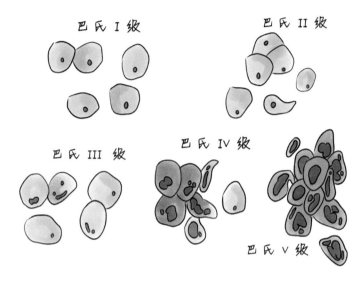

从 2001 年开始，改用了新的 TBS 分类体系，所谓 TBS 是 The Bethesda System 的简写，因为是在华盛顿附近的 Bethesda 讨论形成的一个分类体系，因此有了 TBS 的名称。

我们下面重点来帮大家看懂 TBS 的结果。无论哪里出的结果，大概都会在 TBS 报告里面阐述以下几个问题：

刮片的质量

通常是用满意、不满意来描述，细胞率大于 40% 是刮片满意的标志。若是刮片质量不满意，可能是有炎症，或者刮片的时候取的细胞量不够，读片的医生不能给一个结论。若是出现报告不满意的情况，可以考虑在炎症好了或者必要的时候重复刮片。

非特异性的发现

宫颈刮片检查对于阴道内的感染也是有帮助的，若是在刮片内提示有念珠菌、滴虫、细菌性阴道炎的情况，那就需要针对相应的炎症的情况进行治疗，也有些特殊的患者，报告会提示放射治疗后改变或者萎缩的情况。

是否有内宫颈管细胞

若是在刮片内看到有内宫颈管细胞，说明标本取材还满意，有些女性在绝经后不太容易获得内宫颈细胞。

分类

这是一个最重要的信息，所以前面的不太会看也没关系，就看这一个结果好了。大概会给出以下的几个可能的结果：

① 正常。恭喜你，这个结果说明至少在你的刮片细胞里面没有发现不好的细胞。

② ASC-US（Atypical Squamous Cells of Undetermined Significance），非典型意义的鳞状细胞，有些地方又称为"未确定意义的不典型鳞状细胞"。出现这样的结果的时候，是有些不确定性，细胞学医师无法判读这个结果的含义，但是又有些不放心，因此标记为 ASC-US。临床医生遇到这样的情况，可以有两个选择，要不就在 3-6 个月以后复查刮片，要不就是查 HPV，若是 HPV 阳性，那么建议下一步要做阴道镜检查取病理结果；若是 HPV 阴性，就可以继续观察。

③ ASC-H（AtypicalSquamous Cells Cannot exclude HSIL），不典型鳞状细胞倾向上皮内高度病变。这个细胞学的医生提示临床，不确定它的意义，但是倾向于不好，因此这样的情况下，通常是需要做阴道镜检查和活检的。

④ LSIL（Low Grade Squamous Intraepithelial Lesion），低度鳞状上皮内瘤变。出现这样的一个结果，提示发现有异常的细胞，需要进一步做阴道镜检查和活检。

⑤ HSIL（High Grade Squamous Intraepithelial Lesion），高度鳞状上皮内瘤变。 出现这样的一个结果，提示发现有异常的细胞，比起 LSIL 更进了一级别，预示着不好，这样的结果是需要进一步做阴道镜检查和活检。

⑥ 不典型腺细胞。这一个结果提示子宫颈、子宫内膜、输卵管或者

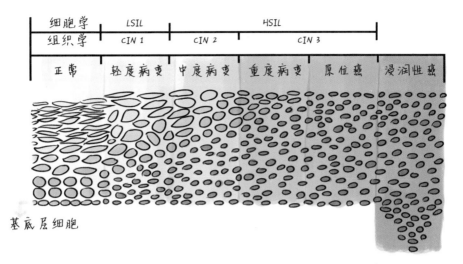

细胞学	LSIL	HSIL		
组织学	CIN 1	CIN 2	CIN 3	

正常	轻度病变	中度病变	重度病变	原位癌	浸润性癌

基底层细胞

卵巢来源的腺细胞肿瘤的可能性，通常情况下需要进一步检查来了解这个不好的细胞来自于哪里，有的时候需要通过超声、宫腔镜、刮宫来进一步明确。

7　鳞状细胞癌或腺癌。若是报了这个结果，那就不是好结果了，直接找医生去吧。

宫颈刮片的结果是一个筛查，不是最终的诊断，即便结果不好，也只是提示问题。下一步的处理，需要通过阴道镜检查和病理活检来明确，若是有癌前病变（如CIN1，CIN2或者CIN3），也不必太担心，不是意味着你就是得了癌了，处理方案上来说也有区别。

另一方面，刮片结果正常不等于绝对正常，受技术方法的限制，宫颈刮片是有一定的假阴性的比例的。

我曾经亲自经历过几个宫颈癌的患者，手术之前半年刮片结果正常。所以，这就是大夫为什么最近在强调，若是有条件，30岁以上的女性，可以同时联合进行HPV和TCT的两项检查以降低假阴性比例的机会。

小贴士

阴道镜检查：利用将子宫颈或生殖器表皮组织放大的显微镜，配合光源及滤镜的作用，清楚地检查子宫颈、生殖器，医生通过阴道镜可以观察子宫颈上皮及血管的变化，以诊断是否有不正常病变，同时判定病灶的严重程度。阴道镜分为光学阴道镜和电子阴道镜两种。

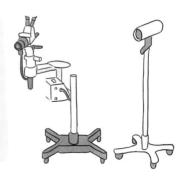

HPV 筛查，过 30 岁就该重视了

临床工作中，连续遇到几例宫颈刮片检查正常，在短期内又发现宫颈癌的病例，在此我不得不去重申 HPV 检测的意义。

宫颈细胞学的检查方法是一种用医生的眼睛来阅读从宫颈上采集下来的细胞从而筛查有无肿瘤的方法，通常的方法有 TCT、LCT 和传统的巴氏涂片。作为方法学来说，有容易发生假阴性的可能性的，也就是可能 TCT 或者 LCT 等宫颈刮片检查的方法正常，但是实际上存在着宫颈癌前病变的可能性。这是因为在采集宫颈细胞、制片以及医生读片的过程中都有可能存在误差。

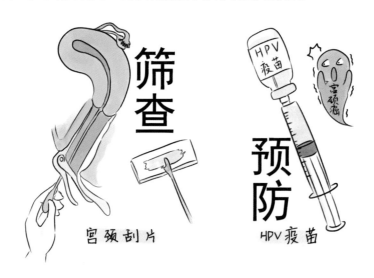

目前已经明确了绝大多数的宫颈癌都是由 HPV 感染造成的，HPV 分为高危型和低危型。感染了 HPV，并不一定得病，如果在感染发生之前，通常在首次性生活之前注射 HPV 疫苗，可以在一定程度上降低宫颈癌的发生率。

在年轻妇女中，HPV 的一过性感染是常见的现象，因此 30 岁以下的女性是没有必要进行 HPV 检查的。对于 30 岁以上的女性，可以考虑联合 HPV 和细胞学的方法进行宫颈癌的筛查。若是 30 岁后存在高危型的 HPV 感染，就提示存在的风险会比 HPV 阴性者发生宫颈癌的机会要高，此时可以加强宫颈刮片的筛查，若是 HPV 和 TCT 均呈阴性，则可以考虑延长筛查周期到 3~5 年。

现在不少女性在 HPV 检查发现阳性以后，就非常担心自己得癌，也被进行各种治疗。这些治疗很多时候是过度治疗，因为目前没有 HPV 治疗的特效药，大多数观点倾向于治病不治毒。

2012 年美国阴道镜协会更新的指南提示了 HPV 分型的价值，即在 HPV 阳性，TCT 阴性的时候，若是有条件，也可以进行 HPV 高危型分型的检测，如 HPV 16 型或 18 型阳性，由于此时 TCT 容易有漏诊的情况，也可以直接考虑对这些感染者行阴道镜检查和活检。若是阴道镜活检呈阴性，则在 1 年以后重复宫颈刮片检查。

医学是一个不停进步更新的学科，医生们应该及时更新知识，知识女性也应该加强对宫颈癌筛查的重视。30 岁以后的女性，若是有条件，建议考虑同时行 HPV 和 TCT 的筛查。

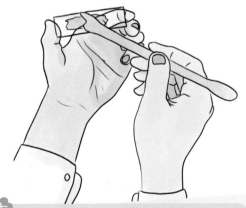

小贴士

宫颈细胞学检查：确诊宫颈癌前期病变的主要方法之一。一般采用阴道窥器通过从宫颈的鳞状上皮和柱状上皮交界处刮取细胞，在显微镜下进行细胞学检查。检查目的是对脱落细胞的形态进行观察，筛查阴道及宫颈感染、宫颈病变、宫颈癌。

定期体检，最好的宫颈癌预防法

　　2003年，当梅艳芳年仅40岁就离去的时候，很多人在为一个伟大歌星的离去感到惋惜，但是当医学界人士得知她是罹患宫颈癌去世的时候，就更为她感到可惜。宫颈癌，这本来是一个可以避免的癌症，却让她付出了生命的代价。如果她多了解点医学的常识，也许可以不死，也许至今她仍然可以活着为她的歌迷歌唱……

　　谈起癌症，也许很多人认为一旦得了，就是死路一条。的确，对于很多恶性肿瘤是这样，譬如卵巢癌、肝癌，器官深藏在腹腔内，即便是发生恶性肿瘤，早期往往感觉不到，无法及时发现。往往患者等到一肚子腹水，或者肚子胀、疼痛的时候才发现，在那个时候肿瘤往往已经很巨大了。所以这些肿瘤一旦被发现往往就是晚期，作为医生，即使医术再高明，也难以挽救患者的生命。身体其他部位的恶性肿瘤也大抵如此。但是宫颈癌不同。

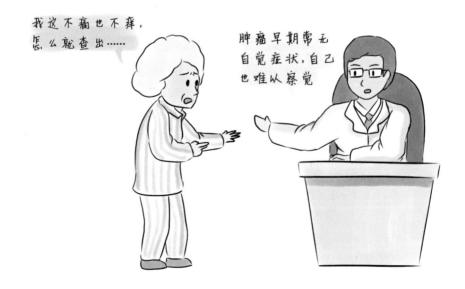

在生殖道肿瘤中，宫颈癌是仅次于卵巢癌的、最为常见的一种恶性肿瘤，女性一生中发生宫颈癌的概率在1/128。和卵巢不同的是，宫颈的位置比较靠近体外，医生做检查的时候，窥具打开阴道后就非常容易暴露宫颈，因此这就为预防宫颈癌提供了一个很大的方便。

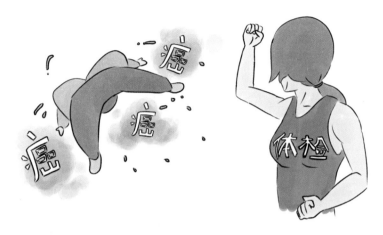

早在 19 世纪 20 年代，一个希腊的医学家 Papanicolaou 发明了从宫颈上获取细胞进行肿瘤筛查的方法，即所谓的宫颈刮片（Pap Smear）。医生每次进行体检的时候，用一个小木板在宫颈上轻轻一刮（不会疼痛的），将取下来的细胞拿去在显微镜下检查，看看有没有和正常细胞不一样的肿瘤细胞存在。正是因为这项伟大的发明，改变了宫颈癌的筛查方法。

宫颈刮片步骤

我们知道恶性肿瘤是从单个细胞发生恶变开始的，恶性肿瘤的细胞一变二，二变四，逐渐长大，长到像拳头大的肿瘤往往需要数年甚至更长的时间。如果可以在肿瘤还没长得很大之前，就通过宫颈刮片检测到，及时进行处理，那么宫颈癌也就可以得到治愈。

如今，在发达国家，女性定期体检的意识非常强，很多发生恶变的早期

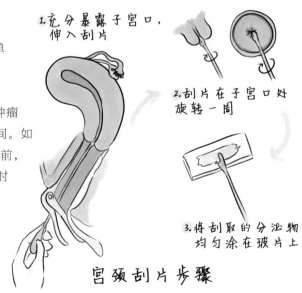

1.充分暴露子宫口，伸入刮片

2.刮片在子宫口处旋转一周

3.将刮取的分泌物均匀涂在玻片上

宫颈刮片步骤

肿瘤都及时得到检测并得以治疗，长得如菜花一样溃烂的晚期宫颈癌已经不多见了。恶性肿瘤在早期治疗和晚期治疗中，其预后是截然不同的，绝大部分早期肿瘤完全是可以治愈的，因此宫颈癌整体的死亡率也就得到了大幅度下降。相反，卵巢因为位置较深，其早期的检测和预防远不如宫颈癌。

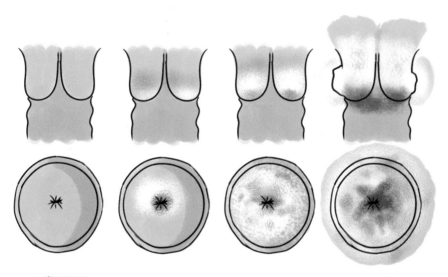

正常宫颈　Ｉ b早期宫颈癌　Ｉ b晚期宫颈癌　ＩＩ b期宫颈癌

宫颈癌的不同表现

宫颈癌的不同表现

现如今，随着科技的发展，传统的宫颈刮片又被一些更好的新方法取代，医生可以采用一个刷子在宫颈上取细胞，通过薄层涂片以及计算机辅助等方法，提高检测的敏感性和准确性，这就是在门诊通常采用的TCT、CCT或者LCT等方法，但是原理都类似，在有些不发达地区，即便没有这些新技术，采用传统的宫颈刮片的方法，也可以起到预防宫颈癌的作用。关键不在于检测的技术，定期体检的意识相对来说更重要。

传统刮片和薄层涂片在技术上的区别

因此，宫颈癌预防的一个重点是加强定期体检，争取在早期发现肿瘤并进行治疗。早期的宫颈癌往往没有任何不适的症状，单纯凭宫颈的外观也不能发现任

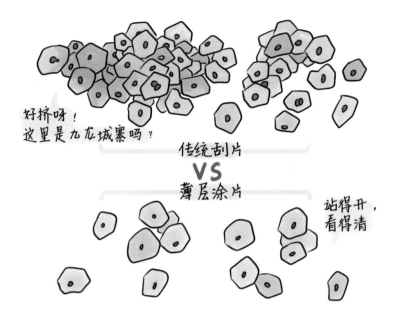

好挤呀！
这里是九龙城寨吗？

传统刮片
VS
薄层涂片

站得开，
看得清

何的异常，必须是要通过细胞水平的检查才能了解。等到肿瘤发展到了晚期，可能会有性生活后出血、白带增多、疼痛，甚至累及周围的脏器的可能，晚期治疗肿瘤的效果相对就差得远了。

小贴士

腹水：正常状态下，人体腹腔内有少量液体（一般少于 200mL），对肠道蠕动起润滑作用，任何病理状态下导致腹腔内液体量增加到 200mL 以上时，称为腹水。腹水仅是一种病征，产生腹水的病因很多，可由心脏病、肝脏病、肾脏病、结核病、恶性肿瘤等疾病引起。

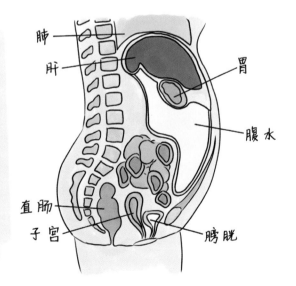

肺

肝

胃

腹水

直肠

子宫

膀胱

感染 HPV 不代表得了宫颈癌

有关宫颈癌，一个需要了解的情况是其病因。

在医学教科书上，以前曾经认为宫颈癌和众多的因素有关，譬如多性伴侣、过早性生活、吸烟等，但是后来的研究发现，这些因素都是浮云。

宫颈癌真正的凶手其实是一种叫人乳头状瘤（即 Human Papilloma virus，简称为 HPV）的病毒。顺便提下，大概 90% 的宫颈癌都是鳞癌，鳞癌和宫颈癌的关系密切。另外还有少见的腺癌，但远不如鳞癌这么频发。

人乳头瘤病毒（HPV）

科学家研究发现，宫颈上一块特殊的部位（鳞柱交界）是 HPV 容易感染的部位，如果人的免疫力有问题，在感染了 HPV 以后，不能将 HPV 清除，导致 HPV 持续性地感染，就容易导致宫颈的癌变。当然也不是每个持续感染 HPV 的人都会发生癌变，只是相对于没有 HPV 持续性感染的人来说，这些人群更容易发生宫颈癌。

HPV

HPV 其实不是一种。研究发现，它有 60 多种亚型，但是导致宫颈癌的，主要是 16、18、31、33 亚型，其他的可导致外阴或者阴道的尖锐湿疣。

因此，进一步的研究发现，检测这样的 HPV 感染是有意义的。通过 HPV 的检测有助于了解哪些人更容易发生宫颈癌。

目前，根据是否会致癌，将 HPV 分为低危型和高危型，低危型的 HPV 不会导致宫颈癌，但是高危型的 HPV 可能会导致宫颈癌前病变和宫颈癌。

HPV 的感染途径主要是性接触，但是并非是唯一的途径，儿童、处女均有发现 HPV 感染的存在。感染 HPV 其实是一个常见的事情，从青少年时期开始就一直有 HPV 感染的检出，因此可以说人人都是 HPV 感染的宿主。但是正常的情况下，HPV 会被人的免疫系统清除，所以短暂的感染不是特别的事件，就类似于你受到了一次感冒病毒的感染，甚至没有出现感冒症状，你的病毒就已经从体内被清除了。

真正导致麻烦的是那些持续存在的病毒感染，若是同一亚型的 HPV 病毒持续存在超过两年以上，那么就会有机会（注意：是有机会，不是必然）导致宫颈的癌前病变，从癌前病变发展到癌也是一个漫长的过程，通常需要 10~15 年的时间。

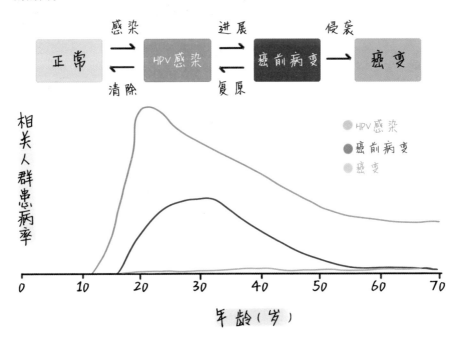

HPV 感染和宫颈癌前病变、宫颈癌的关系

目前只建议对高危型 HPV 进行筛查，在 30 岁以下的人群都是不建议的，因为短暂感染比较常见，即便筛查出阳性，过一段时间被清除的可能性也很大。

2013 年新英格兰医学杂志总结了近年来的规范，大概提出了筛查宫颈的如下建议：

21 岁以下不需要筛查。

21~29 岁之间，每 3 年进行一次细胞学的筛查。

30~65 岁，每 5 年进行一次 HPV 和细胞学的联合筛查，或者每 3 年进行一次细胞学的筛查。

65 岁以上，若之前的结果正常，可以停止筛查。

所以，30 岁以下是没有必要进行 HPV 检测的。

30 岁以上，即便发现有高危型 HPV 感染也不必太紧张，因为虽然是高危型的病毒，但是并不等于你得了宫颈癌，此时重要的是筛查宫颈刮片，若是宫颈刮片没有问题，就不必太担心，继续随访下去就好。当然 HPV 分型检测的结果若是发现 16 和 18 亚型阳性，也有些学者建议直接进行阴道镜检测和活检，排除宫颈癌。

从国际的指南和研究的数据来看，目前，对于 HPV 病毒感染，并没有有效的治疗措施，因此并不推荐对 HPV 病毒的携带状态进行治疗。我此前和多个国际同行交流，基本上都是认同这一个观点的。近年来，国内有不少医院提供针对 HPV 治疗的药物，个人认为并没有很好的研究证据的支持。通常要了解一个疗法是否有效，不是听厂家的宣传，重要的是看有无在国际相关期刊上发表的文献。若只是厂家提供的数据，是有偏倚的，就目前的情况来说，不足以支持 HPV 治疗的做法。个人甚至认为，如此的 HPV 疗法是抓住了患者恐癌的心理，有过度治疗的嫌疑。不排除今后有 HPV 治疗方法的出现，但是现阶段，没有很好的证据支持。

另外一个显著的进展是 HPV 的疫苗。如前所述，随着对宫颈癌病因的了解，科学家研制了针对高危型 HPV 的疫苗，通过注射产生抗体避免 HPV 的感染，借此来减少宫颈癌的发生。目前 HPV 疫苗已经在多个国家上市，主要适用于那些尚未进行性生活的青少年女性，一旦开始有性生活以后，HPV 感染常见了，

HPV 疫苗的意义也就不大了，目前批准的适应证是用于 9 岁以上的女性，以前是认为 26 岁以下的女性适合，现在认为即便有性生活了。也是可以考虑接种 HPV 疫苗，在没有感染 HPV 时有保护作用。HPV 疫苗已在香港、台湾上市，大陆因为国家药监局审批流程的问题，目前仅批准了 2 价疫苗，具体上市时间仍是未知数。国产的疫苗也在研制中，希望可以早一天上市，让广大的女性受益。

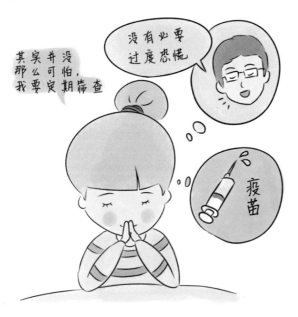

有了宫颈刮片、HPV 检测这些方法，也有了宫颈癌疫苗，希望女性不会像梅艳芳一样遭受宫颈癌的折磨。

小贴士

鳞癌：鳞状细胞癌的简称，又名表皮癌，是发生于表皮或附属器细胞的一种恶性肿瘤，多见于有鳞状上皮覆盖的部位，如皮肤、口腔、唇、食管、子宫颈、阴道等处。

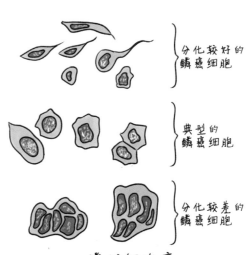

鳞状细胞癌

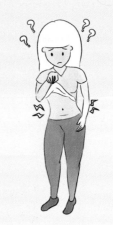

HPV 疫苗问答集

问：HPV 病毒是什么？

答：HPV 是 Human Papillary Virus 的缩写，翻译为中文就是人乳头瘤病毒。HPV 有很多种类型，迄今已经发现了 100 多种亚型，根据对人类的威胁，分为高危型和低危型。其中 10~20 种是容易导致宫颈癌危险的，譬如第 16、18、31、33、35、39、45、51、52、58 亚型，而里面最危险的是 16 和 18 亚型，16 亚型导致了 50% 的宫颈癌，18 导致了 17% 左右的宫颈癌。而低危的亚型包括了 6、11、40、42、43、44、54 亚型。

问：这种病毒对女性的健康有什么威胁

答：高危型和低危型病毒有不同的作用，高危型的病毒容易导致生殖道的肿瘤，主要是和宫颈癌相关。德国科学家 Hausen 发现了 HPV 是导致宫颈癌的元凶，他因此在 2008 年获得了诺贝尔医学奖，当然不是说 HPV 感染一定就会导致宫颈癌，只有持续超过 2 年以上的感染才会有问题。和高危型 HPV 相关的其他肿瘤还包括阴道癌和外阴癌，此外，部分的口腔和咽喉癌也和 HPV 相关。低危型的病毒则会导致生殖道疣，譬如外阴阴道的尖锐湿疣，主要表现为外阴阴道有凸出的疣状物和瘙痒，导致宫颈癌的风险相对较小些。

问：这种病毒是如何传播的？口交会传播病毒吗？

答：HPV 主要是通过性交传播，但是性交不是导致传播的唯一方式，密切接触也是 HPV 传播的方式。口交也会导致病毒的传播。

问：除了宫颈癌之外，HPV 病毒还会导致消化道癌吗？

答：如前所述，口咽部的肿瘤也和 HPV 病毒感染有关。

问：做何种检测可以知道自己是否感染了 HPV？

答：HPV 比较精确的检查办法是医生用窥具打开阴道，在宫颈的部位取材，然后进行 HPV 检测，目前最为准确的方法是一种叫 HC2 的方法，若是值大于 1 即说明有感染。

问：一旦发现感染，应该如何做？

答：HPV 感染其实是一个常见的事情，根据国外的资料，女性一生中有 80% 遭遇到 HPV 感染的机会，但是重点不在于谁会感染，而在于谁的机体有能力把病毒清除掉。大部分女性在感染以后，都会把病毒清除出去，若同一亚型的 HPV 病毒持续存在超过两年以上，称之为持续性感染，这才是需要警惕的。

10 年前我们并没有进行 HPV 的筛查，那个时候宫颈刮片是筛查宫颈癌的主要手段。随着大家对 HPV 和宫颈癌关系的认识，已经有越来越多的医院开展了 HPV 和宫颈细胞学的联合筛查，这是了解宫颈是否已经发生了宫颈癌和癌前病变的一种技术，了解有无宫颈病变，对于决策下一步如何处理非常重要。

若是仅仅呈现 HPV 阳性，但是宫颈细胞学正常，可以继续观察；若是有 HPV16 和 18 持续的阳性，也可以直接进行阴道镜的检查。对于 HPV 阳性、宫颈细胞学也阳性的情况，则需要考虑进一步进行阴道镜的检查，了解有无癌前病变的存在。

问：国际上有针对 HPV 病毒感染的治疗办法吗？

答：很遗憾，目前对于病毒治疗我们还没有特效药，因此对于 HPV 国际上通行的做法是"治病不治毒"，也就是说，如果仅仅只有 HPV 的感染，没有细胞学的异常，那么仅仅就是观察。国内市场上有不少号称可以治疗 HPV 的药品，但大多是厂商的广告，缺乏大样本的随机对照研究，不少医生也受厂商宣传影响，给患者开出了针对 HPV 感染的治疗处方，但是往往不具备临床证据的支持。因此，目前我们对于仅仅有 HPV 感染的情况，对策是加强筛查，不进行治疗。

答：国内现在批准的是 2 价和 4 价的疫苗，2 价疫苗是针对 HPV16 和 18 亚型的，这两个亚型是导致宫颈癌的主要亚型，可以覆盖到 70% 左右的宫颈癌了。4 价疫苗可以覆盖到 6 和 11 亚型，这两个亚型不是导致宫颈癌的，是导致生殖道尖锐湿疣等病变的，所以接种 4 价疫苗可以同时减少生殖道疣。9 价疫苗则是增加了 5 种新的 HPV 病毒类型，包括 HPV31、33、45、52 和 58，可以覆盖到更多的 HPV 亚型，但是目前国内 9 价疫苗还没有批准上市，也许还需要再等 10 年。

问：接种 HPV 疫苗以后，是否就不会得宫颈癌了？

答：接种了 HPV 疫苗以后并非就不得宫颈癌了，如前所述，HPV 疫苗不是 100% 有效的，仍然有可能会发生宫颈癌，所以仍然需要定期做宫颈癌的筛查。

问：想怀孕可以接种 HPV 疫苗吗？

答：若是计划怀孕，最好是在接种的时候避孕，在完成接种以后就可以尝试怀孕了。若是接种过程中发现怀孕，也不必流产，停止后面的注射就可以了。因为疫苗是类病毒颗粒，没有使用病毒，所以相对来说是比较安全的。

问：HPV 感染的情况常见吗？

答：非常常见，根据在美国的资料统计，到 50 岁的时候有 80% 的女性会有过一次的 HPV 的感染。当然，大部分的 HPV 的感染没有任何症状，在身体免疫力正常的情况下，HPV 病毒会被清除，但若是不能清除，造成高危型的 HPV 病毒持续感染，那么这样的患者是发生宫颈癌的高危人群，需要加强监测。

HPV 的传染主要是通过性接触传播的，使用避孕套有助于减少传染的机会，但是不等于会杜绝传播。有一个针对大学新生的研究，发现不使用避孕套时 HPV 年感染率在 89.3%，而使用者为 37.8%。

问：针对的是哪种 HPV 亚型的免疫？

答：两种疫苗均是针对导致宫颈癌的高危亚型 HPV 16 和 18 的免疫，这两种人乳头瘤样病毒导致了 70% 的宫颈癌、80% 的肛门癌、60% 的阴道肿瘤和 40% 的外阴癌，这些病毒也可以导致部分 HPV 相关的口腔癌。佳达修同时可以针对 HPV6 和 HPV11 亚型，90% 的生殖器疣和后两种 HPV 相关。

问：疫苗有什么样的功效？

答：由于目前知道高危型的 HPV 和宫颈癌的发生密切相关，因此采用两种导致宫颈癌的高危 HPV 疫苗，有助于减少宫颈癌和癌前病变的发生。从人群接种的角度来考虑，宫颈癌疫苗可以在全球范围内减少 2/3 的宫颈癌的发生。从美国研究的资料来看，接种疫苗以后，14~19 岁青少年 HPV 的感染率从 2003-2006 年的 11.5% 下降到了 2007-2010 年的 5.1%，21~24 岁女性细胞学高级别病变（一种宫颈癌筛查上的异常病变，可能提示着宫颈癌前病变）从 2008 年的 834/100 000 下降到了 2011 年的 688/100 000。

佳达修也有助于降低肛门、外阴、阴道和阴茎癌前病变的发生。佳达修的保护作用可以持续 5 年，Cervarix 可以持续 6 年，对于之后是否需要加强免疫，目前认为是没有必要的。佳达修对于 HPV 6 和 11 亚型的作用也有助于降低生殖器疣。

世界卫生组织推荐青少年注射 HPV 疫苗，以降低宫颈癌和癌前病变的发生。

问：打了疫苗以后是不是就不得宫颈癌了？

答：仍然有可能，疫苗只是降低宫颈癌的发生，疫苗仅仅是覆盖了两种或 4 种高危型 HPV 病毒，因此仍然是有可能会发生宫颈癌的，之后定期的刮片检查还是必要的。

问：男性可以注射 HPV 疫苗吗？

答：可以的，男性注射 HPV 疫苗，有助于降低其性伴侣的宫颈癌发生率，同时对于男性来说，也有助于降低肛门肿瘤、阴茎癌和其他 HPV 相关肿瘤的风险，佳达修同时有助于减少男性生殖器疣的发生。2009 年，美国 FDA 批准了 9~26 岁之间男性接种 HPV 疫苗的适应证。

问：哪些人群不能打疫苗？

答：过去有过对疫苗过敏的人不能打疫苗，对酵母菌过敏的人也是禁忌打疫苗的。

问：疫苗有什么样的风险？

答：自从 2006 年疫苗上市以后，全球已经有超过 1 亿支的疫苗在使用，总体而言，其安全性是可靠的。

佳达修疫苗副反应监测的数据提示，上亿支疫苗的使用，共有 398 000 例不良事件报告，但是 91% 是不严重的副反应（头晕、乏力、接种部位疼痛肿胀、发热、恶心），9% 是严重的不良事件（死亡、残疾、疾病，需要住院），但是尚未说明这些严重不良事件的发生和疫苗之间存在着联系，可能是偶然性的。

问：宫颈癌疫苗在日本发生了事故？

答：宫颈癌疫苗是 2010 年在日本上市的，并由卫生部买单，但是在之后因为发生了疫苗的副反应，大概有 30 多位女性在接种之后出现浑身疼痛的情况，经过治疗不见好转，日本厚生劳动省决定暂时中止"主动推荐"两种 HPV 疫苗。但是这并不等于疫苗是不安全的，也并没有终止疫苗在日本的使用。

问：什么是治疗性疫苗？

答：和预防宫颈癌不同，对于已经感染了 HPV 的人，可尝试使用针对病毒里面的 E6/7 蛋白设计的疫苗进行治疗，目前疫苗的效果正在进行墨西哥验证，离上市仍然有一段时间。

问：宫颈癌疫苗未来的趋势是怎样的？

答：默克已经在研发针对更多 HPV 亚型（6，11，16，18，31，33，45，52 和 58）的联合疫苗（V503），目前在做 3 期临床试验，预计可以减少 97% 的癌前病变和宫颈癌的发生。

问：我们应该如何预防这种危险的病毒感染？

答：HPV 目前有预防性的疫苗可以注射，但是中国内地目前还没有正式上市。目前 GSK 的 2 价疫苗得到了批准，大概 2017 年第三季度就能正式上市，默沙东的 4 价疫苗也获批上市，但具体上市时间未知，上市之前恐怕只能去中国香港地区、中国台湾地区和中国澳门地区进行注射，要完成整个疗程，需要注射 3 次。

HPV 疫苗目前仅有预防性疫苗，也就是说注射以后，仅仅可以预防 HPV 的感染和 HPV 继发的宫颈癌和癌前病变，对于已经发生的感染是不具有治疗作用的。预防接种最好是在性生活开始之前，最合适的人群是 9~26 岁的人群，开始性生活之后接种预防的效果会有所降低，但是对于没有感染过的病毒，仍然是有一定的预防作用。HPV 疫苗的预防效果不是 100% 的，对由其他非主要致病亚型的 HPV 病毒导致的宫颈癌并没有预防作用，因此在进行疫苗注射以后也不能高枕无忧，仍然需要进行定期的宫颈癌筛查。

给
身体的
情书

原协和医院
妇产科副主任医师
的行医笔记

后记

这是我第一次正式出书，内容并不新鲜，从 2012 年我开始陆续在互联网上做科普之后，已经积累了近百篇的科普文章和关于我对医疗改革的一些思考的文章，都发表在我的微信公众账号（龚晓明医生）和新浪微博（@龚晓明医生）上。我以后也会陆续写科普文章，而且是通过互联网免费提供给大家阅读。出书是不少网友给我提的建议，说出本书吧，还有很多不上网的人需要学习，他们需要传统的阅读媒介，于是，有了我们这本书。

我对科普的热情起源于 2012 年 12 月，那个时候我在纽约学习，有点空闲时间，经常有患者来问我宫颈糜烂的问题，虽然此前我也不停地对医生进行专业教育，但是收效甚微。

有一天，我利用半天时间完成了一篇科普文章，并将它发表在微博上。该文章被很多微博大 V 转发，总共获得了 3 万多次的转发，惠及了上亿的微博人群，让很多网友知道了宫颈糜烂不是病。现在如果再有医生诊断宫颈糜烂，恐怕读过我科普文章的患者也不会答应。

互联网的力量让我认识到了一个医生做科普工作的价值，我半天看门诊恐怕只能惠及 30 个患者，但是用同样的时间做科普，却惠及成千上万的人。从那之后我尽可能地多花些时间来写科普文章，因此便有了本书。

希望通过本书可以让更多的读者了解自己，减少误区，消除紧张，也避免一些不必要的过度治疗。

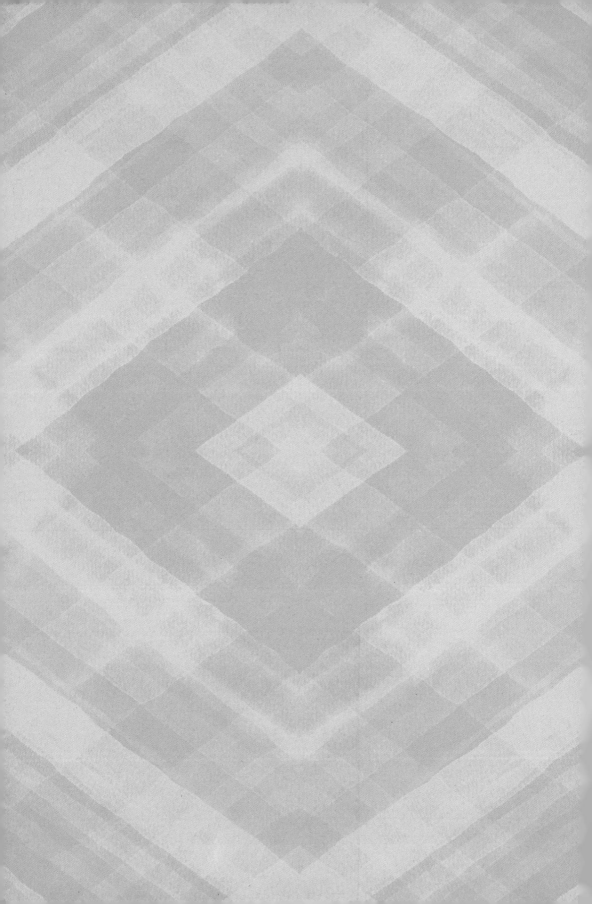